川嶋みどり
Midori Kawashima

看護の力

岩波新書
1391

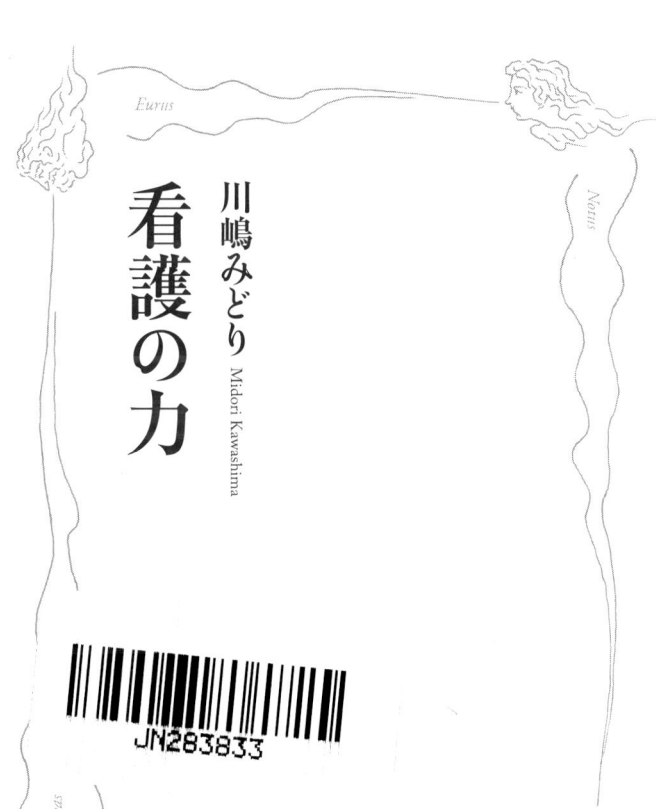

はじめに

ケアの心は看護師の独占物ではない

弱い人、困っている人を助けたい、誰かの何かの役に立ちたいという思いは、誰もが共通に持っているのではないでしょうか。三歳児であっても、自分より幼い弟が転んだら何とか助けたくて手を引っ張り起こそうと努め、それができないとなると弟のもらい泣きをしながら母を呼びます。この子には、自力で弟を助けようとした時からすでにケアの心が芽生えていて、もらい泣きをしたことも、最後に母を呼んだ行為もすべて、「大変だ！　何とかしなければ……」とのやさしいケアの心からのものと言えます。

また、ケアは決して一方通行ではありません。ケア提供者と受け手との相互作用があって、ケアしつつケアされている事象や場面は数多くあります。

個人的な話ですが、数年前、五〇年をともに過ごした夫が舌がんになり、手術後約一〇か月間を在宅で、最後のひと月は緩和ケア病棟で家族とともに過ごしました。ところがある日から、夫は枕元にいる私たちの手をぎゅっと強く握りしめて離さないようになりました。がんの転移で首の痛みが強くなってからは、目で合図をして息子の肩にすがるように抱きつき、からだの向きを換えることを望みました。日を追って苦痛の度合いが強くなり、モルヒネ以外になすすべもないなか、その場に立ちすくんでいた息子は、言葉を失った父親のこれが自分への最期のメッセージであったと受け止めたようでした。

死ぬといふいまごろになって
わたくしをいっしゃうあかるくするために
こんなさっぱりした雪のひとわんを
おまへはわたくしにたのんだのだ

（宮沢賢治「永訣の朝」より、『春と修羅』所収）

と、この「永訣の朝」の詩のなかの「雪のひとわん」のように、父親は私たちがこれからずっとあかるい気持ちで生きてゆくことができるように、私たちの手のぬくもりを最期にあれほど強く求めてくれたのではないかと。

この場面で死の直前まで息子に助けを求めた父もまた、自分の死後の息子の気持ちが楽になるようなケアをしていたのではないでしょうか。この誰にも共通なケアの心を具体的な行為として、より専門的に提供する職業が看護師や介護福祉士だといえます。

＊

近くに住む姪が、里帰りした際の帰路で生後三か月の長女がぐずって困り、その後おっぱいを飲もうとしないのでどうして良いかわからない、などと相談に来ました。聞けば、実家の近くの小児科医で浣腸をしてもらったのに、もう三日もお通じがないと言います。私は、彼女の手から赤ちゃんを抱き取って、二つ折りにした小さなタオルハンカチにポットの熱湯をかけて軽くしぼってもらいました。それを温度を確かめながらおむつカバーの中に差し入れて、赤ちゃんのおしりの上の方に当てて一五分そのまま抱っこをしていました。赤ちゃんは気持ちが良いらしくおとなしくじっとしていました。

その後一時間もしないうちに自宅に戻った姪から、「叔母ちゃん、どばっと出ました！　真っ黄色なのが……どうしてなの？　魔法みたい」との電話。「ウフフ、魔法ではないのよ、それが「看護」なの。だてに長いこと看護師を続けて来たわけではないこと、わかった?」

実は、これは温熱刺激によって腸の働きを促す方法で、まだ看護学の教科書に記載されてはいませんが、三〇年以上前から心ある看護師たちが折りに触れて臨床で用いてきた方法です。決して魔法などではなく、その根拠も明らかにされつつあります。

ところで、看護師の姿を見たことのない方はあまりいないのではないでしょうか。でも、看護師が何をする人かを本当に正しく理解されている方は少ないのではないかと思います。また、急テンポで進む高齢化に伴い「介護」という言葉が普及していますが、これと「看護」との違いがあるのかどうかも、きちんと説明されてはいません。恐らく、これまで多くの人々の目に映って来た看護師といえば、白衣姿で血圧を測ったり採血をするなど、どちらかといえば、医療的な行為を行い、医師の手助けをするのに忙しく働く姿ではないかと思います。しかしこれは、看護師の仕事の一面にしかすぎません。

本来の看護の仕事は、人間誰もが持っている、自然に治る力を引き出すことにあるのです。しかも、そのルーツをたどれば人類の祖先の時代に遡ることができ、職業としての看護師誕生の以前から、その営みは家族のなかの、主に女性たちによって行われてきたのでした。つまり、看護は昔から普通の人々の暮らしのなかにあったのです。

さて、私は、今年で看護師生活六一年を重ねましたが、最初の職場であった日本赤十字病院での凝縮した二〇年間の経験が、その後の私の看護への思いに強く影響し今日まで続いていると思います。一九七一年に退職してからは、在職中に立ち上げた看護師たちの自主的サークル(「東京看護学セミナー」、一九六五年〜)での学びを続けながら、在野で研究・研修活動を行い、執筆や講演活動を続けてきました。日本で初めての民間の臨床看護学研究所を創設したのは一九八四年のことです。全国から集まる看護師たちの研修をはじめ、種々の看護問題を取り上げて研究を続けてきましたが、常に看護の受け手の方たちの思いを最優先することをモットーにしつつ、現場からの発想を忘れないように努めてきました。こうして、二〇〇三年には、母校の日本赤十字看護大学で看護管理学と老年看護学を担当することになり、若い学生たちとの変化に富んだ教員生活を二〇一一年三月まで続けました。そして、あの3・11東日本大震災以来、「東日本これからのケア」という小さなプロジェクトを立ち上げて現在も活動を続けています。

教員としての在職中、学生から「なぜ、六〇年以上も看護師を続けてきたのですか」と問われ、「それはね、看護という仕事が正しく社会に承認されるためには、まだまだという思いが強かったから」と答えていました。

本書の内容もそうした思いに突き動かされた内容になっています。つまり、看護という営みの可能性に改めて注目しながら、人間が人間らしく、そして自分らしく生きていくための基本となる考え方、病気や高齢であったり、障害があったりしても前向きに、積極的に生きていくうえで、看護がどのような力を発揮できるかを、看護師歴六〇年の経験をふり返りながら述べてみようと思ったのです。

本書で取り上げる「看護」とは

職業としての看護は、「保健師助産師看護師法」という法律によって免許を取得した看護職者が行うこととされ、「診療の補助」と「療養上の世話」という二大看護業務が看護師の仕事と位置づけられています。現在、資格を持った看護師の多くが働く場は、病院をはじめとした医療機関ですが、医学・医療技術の進歩と現行の診療報酬制度のしくみの影響を受けて、その内容はかなり診療面の仕事に偏る傾向があります。法的には看護師でなければ看護を行ってはならないとされていますが、これは業務独占ということであって、〝業〟として行うのでなければ、家庭でも看護を行うことはできます。とくに、介護保険制度が始まってから、看護師でない人が行う病人や高齢者の世話のことは「介護」と呼ぶことが一般的になっています。

しかし、看護という営みそのものは、古くから人々の暮らしのなかで生まれ、肉親をはじめ、ともに暮らす人々を思いやり、世話をすることを通じて発展してきたのです。その過程で編み出された経験知も豊富にあります。そこで、本書では、看護という営みの源流をたどりながら、人間が持っている自然治癒力を発揮しつつ、健康回復や健康の維持を可能にする看護本来のありようについて改めて考えることにしました。看護師が行う専門的な看護についても触れますが、一般の家庭で行われてきたこの行為に共通して流れる心と技についても考えることにしました。それは、一九世紀にフローレンス・ナイチンゲールがいった「すべての女性は看護師である」との奥深い言葉からも正しいと思うからです。

本書の構成

［第一章］　看護という営みの源流は古代に遡ることができ、現代の家庭生活に続いていることからも、ふつうの暮らしのなかから生まれたことが理解できます。戦争や医療の必要から職業化されますが、「看護婦」というの名のとおり、女性であるが故の困難や葛藤にも直面します。こうして、時代や社会のニーズの影響を受けて変化したプロセスを見ながら、現在の看護師が直面している問題などについても述べています。

［第二章］　生命を維持し、人間らしく生きていくうえで欠かすことのできない日々の営みは、あまりにもありふれているために誰もがその大切さを忘れがちです。そこで、習慣的に行っているそれらを取り上げ、これらの営みを支障なく行えることの意味を改めて考えることにしました。また、いのちをめぐる現代医療のありようと看護の立場についても述べ、死の瞬間までその人らしく生きることについて問題を提起しました。

［第三章］　ここでは、病人の看護をする立場から、人間らしく自分らしく生きていくための最低条件として、美味しく楽しく「食べること」。「からだをきれいにさっぱりする

こと」の大切さ。そして、人間の尊厳の最後の砦ともいえる「下の世話」を取り上げました。闘病記からも多くを学びながら、たとえ重症であっても高齢な場合でも、その世話を誰かに委ねなければならないことに伴う戸惑いや苦しみに寄り添い、そのお世話を気持ちよくすることこそ看護の原点であることを述べます。

［第四章］　人間には本来そなわっている自然に治る力があります。その自然の回復過程に働きかけることにより、症状を緩和し時には生命を救うことさえできるのが「看護の力」です。本章では、医薬品や医療機器にたよらない、その人自身の治る力を引き出すうえでの具体的な方法を述べました。音楽と看護を組み合わせたパーキンソン病患者さんへのアプローチ、楽しい思い出を手がかりにした認知症の症状緩和、そして、肺炎や床ずれなどの予防に果たす看護の可能性についても述べています。

［第五章］　看護とともに歩んできた筆者自身の来し方を振り返り、強い看護への思いを今日まで持続できた裏づけとしての看護実践と学習、そして、文字通りワークライフバランスを工夫しつつ生きた女性としての思いを書きました。また、これからの看護の行く道を考える途上で出会った３・11東日本大震災。悲しみを超えて、看護が日本の医療

を変える気概を持つ必要を痛感させられました。看護と介護の連携システムを構築し、他人を気遣う優しいコミュニティモデルを被災地につくることを願っています。

［おわりに］　暮らしや労働の場面で人間の手は多様な働きをしてきました。病人の心身の苦痛を和らげるうえでも、看護師の手を用いたケアの有用性は申すまでもありません。昨今の医療における機械化の進行によって、手を用いたケアを後退させてはならないのです。

- 二〇〇二年三月に看護婦から看護師という呼称に変更され、婦長も師長という呼称に変わりました。本書では、できるだけ、その当時用いられていた呼称を用いることにしましたが、必ずしも厳密に区別されてはいません。
- 事例の患者さんの氏名は仮名を原則にしましたが、すでに出版物のある場合は、実名にしています。看護師名は学会等に発表した論文等に関連しますので実名にしてあります。

目次

各章扉の引用文出典

第一章　フロレンス・ナイチンゲール『看護覚え書』第六版一二刷、小玉香津子ほか訳、現代社、二〇一〇年「はじめに」より

第二章～第四章　同右「序章」より

第五章「書簡一(一八七二年五月　ロンドンにて)」『新訳・ナイチンゲール書簡集――看護婦と見習生への書簡』初版第五刷、湯槇ます等編訳、現代社、一九八二年より

第一章　看護という営み

《日々の健康上の知識や看護の知識は……誰もが身につけておくべきものであって、それは専門家のみが身につけうる医学知識とははっきり区別されるものである。》

1　それは人々の暮らしのなかから生まれた

人類の祖先たちが、虫に刺されたり獣に襲われたりした際の傷の手当てをどのようにしていたのか、腹痛に苦しむ子どもをどのように癒やしたのかなど、記録は何一つ残っていません。恐らく陽光で温まった河原の石をおなかにあてたり、川の水を手ですくい取って打撲した傷を冷やしたり、手を用いて撫でたりさすったりしたのではないかと想像します。このように原始時代から病む人や弱い人を看とる行為があったからこそ、今、こうして地球上に人間が存在しているといってもよいでしょう。

「原始、女性は太陽であった」(平塚らいてう)という言葉がありますが、集団の長であった女性が薬草となる植物やその根を探して病人に与えたり、ほかの女たちを指図しながら産気づいた仲間の女性のお産を手助けしたりしていたのではないでしょうか。太古の女性たちの生命への息づかいを髣髴《ほうふつ》とさせる吉野せいの短文(「私は百姓女」『洟をたらした神』弥生書房、一九七四年）は、男たちが狩りに出た後、集団生活をする人々を飢えから守るために、子どもを育てるための愛情と、大地に芽生えた植物への愛育を重ねながらたくましく生きた女性たちの思いと行動を想像しながら書いています。いのちと暮らしを守り育む看護のルーツは、こうした女性たちの初心に遡ることができると思います。

やがて社会を構成する単位としての家族が誕生してからも、病人や高齢者の世話は主に家族のなかの女性によって行われてきました。一九世紀が始まる頃のヨーロッパでは、花嫁となる娘に母親が必ず持参させた料理本の中に、病人の応急手当やケアに関する章が入っていたといいます。そこには、生活のなかでの具体的な病気の予防法が述べられていて、家庭にある材料を用いた風邪や発熱時の民間療法が記されていたといいます。

たとえば、「家庭薬は、多くの薬草類が基本であり、パップ剤では「糖蜜のなかでとろ火で煮た玉葱」などが用いられた」「ひき始めの風邪を治すには、ビールのグラスに生姜と糖蜜を適当に入れ酸っぱい林檎酢を流し込み、前もって火の中に入れて熱した火かき棒でよく泡立つまでかき混ぜ、これを一杯飲み、焼いたレンガを入れたアンカでベッドを温めて就寝し十分汗を流せば風邪は退散するであろう」（J・A・ドラン『看護　医療の歴史』小野泰博・内尾貞子訳、誠信書房、一九七八年）といった具合です。

日本の家庭でも、第二次世界大戦前後までは伝統的な家制度のもとで、家族に病人が出れば、その世話をするのは主として女性たちでした。買い置きの常備薬でその場をしのいでもよいか、あるいは受診をするべきかどうかなど、同居の姑に相談しながら主婦の知恵の範囲で決断したことでしょう。

産業の発展に伴い交通の便が良くなり、都市への人口集中や地域間の交流が盛んになると、感染症が蔓延したり病気の種類が増えたりして家庭内で病人の世話をすることが難しくなります。そこで、病院に入院して看護師による看護を受けることになりますが、しかし、家族が病人を看るという長く続いた風習は、家族付き添いというわが国特有の文化を病院内に持ち込むことにもなりました。敗戦直後に進駐してきた連合軍の看護師たちが、日本の病院で、患者のベッドの下にゴザや寝具を持ち込み寝泊まりする家族の姿を見て驚いたという逸話もあります。

その後、核家族化が進んで少人数家族になっても、やはり家庭内での最初の看護人は、主婦であり母親であることに変わりなく、わが子の額に自分の額をくっつけて発熱の程度を見たり、食欲のない渇いた口に冷たいジュースやのどごしのよいスープを勧めたりする姿は、今でもよく見られる光景です。

考えてみると、日々の暮らしのなかの主婦の仕事自体が、住まいの環境を清潔に整え食事を調理するなど、家族の総合的な健康管理にその大部分が割かれていることに気づきます。こうしたことからも看護という営みが、普通の人々の暮らしのなかから生まれたということが理解できるのではないでしょうか。

2　職業としての看護師

(1)草創期の看護

いつの時代にも、自然災害や戦争、疫病の蔓延など人々の生命や健康を脅かすできごとは、乳幼児をはじめ高齢者などの弱い人々を直撃し、犠牲にしてきました。そうしたなかで病人や負傷者を助け、飢えや寒さから人々を守る行為が存在したことは歴史書などからも明らかです。とくに、ヨーロッパにおいては、初期キリスト教を背景にした教会の慈善事業として、婦人助祭らが患者を入浴させ、傷に包帯を巻き、食物を与え、瀕死の患者への身体的、精神的慰めを与えるなどしていたといいます。

では、職業としての看護師が誕生したのはいつ頃からでしょうか。

近代看護の基礎は、一九世紀に女性の身でありながら戦場で傷病兵士の看護に当たった、フローレンス・ナイチンゲールが築いたとの説が今でも一般的です。しかし、彼女が看護学校を創って職業的な看護師の訓練を始めるより半世紀も前から、アメリカ、英国、オーストラリア等で病人を看護し、死にゆく者を看とり、外科手術の助手を務め薬剤を手配した女性たちがいました。それはカトリックの修道女らで、彼女らは、「自分の地域の病人や貧者について熟知し、伝染病の流行時には陣頭に立って働き、体制の整った病院を設立した」といいます。このことを研究したシオバン・ネルソンによれば、「看護はもっとも古い女性の職業」であり、「信仰による情熱が女性に勇気を与え、家父長的な支配から逃れて公共の場で活躍できるようにした」「彼女たちによって開かれた看護師の道へ、信仰に関わりのない女性も進めるようにしたのがナイチンゲールである」と述べています（シオバン・ネルソン『黙して、励め——病院看護を拓いた看護修道女たち

の一九世紀』原田裕子訳、日本看護協会出版会、二〇〇四年)。

日本の場合は、一八七四(明治七)年に開業医受験制度が文部省(当時)によって発令されます(医制公布)。これにより、それまで日本の医学の主流であった漢方から西洋医学に変わって、多くの開業医が誕生しました。その開業医の家に住み込んで働いた女性が職業人としての看護師の始まりです。その条件は、「読み書き算術のできる女子」であったといいますから、担い手は、主に江戸幕府崩壊のため職を失った士族の娘たちであったようです。自学自習をしながら見よう見まねで医業の手伝いをしたと思われますが、医師である雇用主のもとで医業の手伝いに加えて家事雑用などもさせられたようです。このような背景に加えて、圧倒的多数の医師が男性で、看護師のほとんどは女性であったことからも、長年にわたって封建的な男女関係を反映した医師・看護師関係が続いてきたという見方もできます。

近代的な看護師養成が組織的に行われたのは医制公布後一〇年を経てからでした。ナイチンゲールの影響を受けた英米のキリスト教宣教看護師らを指導者として、一八八四(明治一七)年に有志共立東京病院看護婦教育所、一八八六(明治一九)年に京都看病婦学校と桜井女学校付属看護婦養成所(東京)の開設が続き、それぞれ二年後には四〜六名の第一回卒業生を送り出しています。彼女らは、正規の教育訓練を受けた看護師(トレインドナース)と位置づけられ、病院から上流階級の家庭に派遣されて看護を行いました。その精神の根底に、この時の教育の柱でもあった「看護は看護であり看護以外のなにものでもない」という思想が流れていました。つまり「看護師はどこまでも看護師であり、医師でもなければその助手でもない」という考え方です。これは、誰の手も借りず職業的、経済的、精神的独立を確立しようというナイチンゲールの主張そのものでもありました。しかし、このようなヨーロッパのリベラルな思想が明治の国策には馴染まなかったことも当然で、桜井と京都はいずれも一九〇六(明治三九)年には閉校しています。

一方、帝国大学医科大学附属医院(現・東京大学病院)での看護婦養成は一八八八(明治二一)年に、戦時の看護を意図して日本赤十字社病院での救護看護婦養成が始まります(一八九〇(明治二三)年)。この二校と、有志共立東京病院看護婦教育所(後に東京慈恵医院看護婦教育所)は、現在も看護の大学として続いています。

（2）戦争と看護

私には、他国の人々を巻き込み多くの犠牲者を生んだ第二次世界大戦の教訓から、戦争だけは二度とすべきではないとの思いが強くあります。後述する看護の素晴らしさを実践できるのも平和であるからこそ可能であることを痛感しています。しかし、戦争という極限状況が、一面では看護を進歩させた側面も確かにありました。

クリミア戦争とナイチンゲール

多くの少女たちに読まれる伝記などを通して、〝クリミアの天使〟としてのナイチンゲールの名前を知らない人はいないでしょう。彼女がクリミアで看護活動を行うきっかけをつくったのは、歴史上最初の従軍記者であった英国タイムズ紙のW・Hラッセル特派員の発した報道（一八五四年一〇月一二日）でした。そこには、「英国軍の負傷者、手足を切断した者、そしてコレラ等の熱病者が不潔な病舎で苦しんでいながら誰からも看とられることのない悲惨な状況」が報じられていました。この記事に動かされて戦場の救護への意志を固めていたナイチンゲールのもとに、当時英国政府戦時相であったシドニー・ハーバート（陸軍大臣）からの要請があったのです。戦場の看護の全権を委任されたナイチンゲールが、三十数名の看護師とともにロンドンを出発したのは、上記の報道から一〇日も経ない一〇月二一日のことでした。

こうして、上陸したスクタリ（トルコ・イスタンブール）の兵舎病院の惨状は想像以上のものがありました。ばい菌の巣窟といってもよい不衛生極まりない病院で、痩せ衰えた兵士たちが、蛆《うじ》にたかられ皮膚はただれて口もきけずに横たわっていたのです。彼女らを迎えた軍医たちの目も冷ややかで、当初は協力を得るどころか何かにつけて妨害をされるのでした。医薬品はもとより生活必需品にも事欠く状況のもとで彼女が見たのは、戦場で死んだ兵士の数倍にのぼる兵士らが病気で死にゆく姿でした。彼女は困難の一つ一つに立ち向かい多くの抵抗や葛藤を乗り越えます。そして優れた管理能力とたぐいまれな才覚によって、着任後二か月で病院の組織も兵士たちへのケアも変えてゆきました。

このナイチンゲールの活動を、「勇気あるたった一人の女性」として、ニューヨーク・デイリー・トリビューン紙が一八五五年四月一四日の社説に掲載したことを、彼女と同じ時代に生きたカール・マルクスが紹介しています。

現地にいた者の誰ひとりとして、しきたりの網を破り、当面の必要に応じて規則を無視して自分の責任において行動する気力のある者はいなかった。これをあえてやったただひとりの者はひとりの女性、ミス・ナイチンゲールであった。必要な品物が倉庫にあることをいったん確かめると、彼女は幾人かの屈強な男を連れて実際に女王陛下の倉庫に押し込んで強奪行為を働いている。（『マルクス＝エンゲルス全集第11巻』大月書店、一九六二年）

法を犯してまでそのような行為に彼女を駆り立てたのは、兵士のおかれている不衛生極まりない現状に対してあまりにも官僚的だった軍への怒りからであったのでしょう。

寝食を忘れた活動のすえ、自らも重い腸チフスに罹って生命を危うくしたこともありましたが、帰国したのは戦争が終結して二年後のことでした。この時のナイチンゲールの功績について、「フローレンス・ナイチンゲールの戦争中の仕事は、単に看護を再組織し人命を救ったばかりでなく、より多くのものを意味した。すなわち、軍隊における女性に対する大昔からの偏見を打破し、遂には看護に対する新しい態度と女性の新しい職業への確立に導いた」（前掲『看護・医療の歴史』）と評価されています。

さらに、帰国した彼女は、戦時の兵士らの死亡率の高さを統計学者とともに明らかにする過程で、その原因は物資の欠乏や搬送の遅れというよりも、兵舎病院の過密さと不衛生な環境ゆえであったことを突き止めます。そして、この教訓を『病院覚え書』や『看護覚え書』(前掲書)に著し、それは現代まで世界中の人々に読み継がれて来ています。

二〇一一年の東日本大震災における被災者救援に際しても、必要物資の補給はもちろん、避難場所での生活環境を速やかに整えることが、感染症をはじめ新たな病気を予防することに通じました。このように、彼女の戦場での看護体験は彼女個人の存在を超えて後世に残る多くの示唆を与えたことになります。

第二次大戦下の看護師

日本の場合は、看護が戦争と深く関わった期間は、職業としての看護が始まってからの歴史の約半分近くを占めます。すなわち明治維新後に近代国家の道を歩み始めてからの日本は、日清戦争(一八九四年)、日露戦争(一九〇四年)を経て日中戦争から太平洋戦争に突入し、その敗戦(一九四五年)までの約五〇年間は文字通り戦争の時代でした。その間、陸・海軍病院、野戦病院、病院船等で生命を賭して働いた救護看護婦たらにまつわるエピソードは数多くあります。ここでは、その戦争が看護そのものに及ぼしたことは何であったのかにしぼって考えてみようと思います。

私は昭和一二(一九三七)年から三回の召集令状を頂き、終戦後まで従軍した。上海海軍特別陸戦隊本部のコレラ病舎、激しい船酔いに悩まされつつ八〇余回通った玄界灘の激浪に、木の葉のように翻弄された病院船勤務、激務の広島陸軍病院の結核病棟、そして東京空襲下の海軍軍医学校勤務。生命の危険にさらされつつ「月月火水木金金」の勤務を支えたのは「赤十字精神」でも「ナイチンゲール精神」でもなく、「祖国愛」でも「若さと健康」でもなかった。ただただ、逆巻く激浪に流されたままの一粒の砂だったと言えよう。元従軍看護婦の一人として今、声を大にして叫びたい。戦争は勝利にしろ敗北にしろあらゆる犠牲と損失と深い悲しみと苦しみがあることを。再びこんなことのないように。(のぐちたい『戦いの白衣は遠く――日本赤十字社救護看護婦の従軍記』戦誌刊行会、一九九五年)

また、同様に度重なる召集で、通算七年も病院船や軍病院で救護看護婦として働いた

花田ミキは、故郷に帰ってから十勝沖地震(一九六八年)を体験し、山津波に襲われた無残な風景と戦争を重ねて、

健康で過ごすということは、〝よく生きる〟ということと同じことなのに、失いかけてからその価値に気づくのだ。戦争や天災にあわなければ、わがいのちを含めて生命の尊さに深く考えを及ぼし得ないというのは人間性の弱さか。(花田ミキ『巻き戻すフィルム』一九八五年)

と書いています。

さらに、長崎で自らも被爆しながら被災した人々の看護に従事した久松シソノは、

私たちは生き残ったのですし、看護婦ですから人命救助は当然です。苦しい人がいればその苦しみを和らげ、痛みを取り除き、辛い気持ちに寄り添うのは当然です。そのことを分かっていてもなお、あの時は私たち自身のからだもとても病んでいました。食物もなく飢えに近い状態でしたし、放射線の影響で何とも言えないだるさがあって、歩くのもふらふらして足元が定まりませんでした。

と述べ、木ぎれを寄せ集めて燃やし、即死した部下の看護婦の遺体を「戦争だ! 戦争

だ！」と言い聞かせながら涙ながらに荼毘《だび》にふした様子を書いています（久松シソノ『凛として看護』川島みどり編、春秋社、二〇〇五年）。その後、彼女は終生平和を語り継ぐ仕事を貫きました。

戦争という極限状況下では、あらかじめ予定された手術の創《きず》とは違って、身体のあらゆる部位の出血や骨折などに対処しなければなりません。消毒もできない環境のもとで、包帯もガーゼもない状況では、助かるいのちも助からなかったことがきっと多くあったことでしょう。救護看護婦として従軍した私の先輩看護師たち（赤十字救護看護婦）は、敗色濃くなった南の島で感染症や栄養失調で生命を落とす兵士たちに対して、なすすべもなくその場を去った苦しみを振り返りながら「地獄を見てしまった」と言い、どんなことがあっても「戦争だけは絶対駄目！」と語っています。

多くの人々のいのちを奪い尽くし、家々を焼き尽くした戦争を心から憎みながらも、何れもその体験が、揺るぎない生命観と平和の祈念に通じたことに注目したいと思います。

（3）戦後改革で看護のなにが変わったか

病院の看護は看護師の手で

一九四五年八月、長く続いた戦争は終わり、敗戦国日本は連合国軍総司令部（GHQ）の占領下におかれました。当時のGHQ看護課長の目に映った日本の看護婦の姿は、まるで医師の小間使いのようであったといいます。前述したように、明治時代から医師の手助けに役立つ看護婦養成を医師がし続けてきたことや、戦時下の救護員不足解消のために養成期間を縮めたり、応募の年齢を繰り下げるなどした国の施策の影響を受けて、仕事内容の質がかなり低下している実態がそのように映ったのでしょう。そうした状況をふまえて行われたGHQ主導の保健医療制度改革のなかでも、一九四八年に公布された「保健婦助産婦看護婦法」において、それまでのように看護婦が医業に付随した看護を行うのではなく、医業の一端を担う専門職と位置づけられたことは特記すべきことでした。これにより資格取得の方法も変わりました。

すなわち、大正時代から続いていた看護婦検定試験による資格取得方式は廃止となり、高等学校卒業後三年以上の教育を経て国家試験合格により看護婦の資格が得られるというしくみになったのです。これはまさに日本の看護師の自立の第一歩でもありました。

併せて行政面でも看護課が設置され、病院でも医局や医師の支配下から看護部門が独立しました。そして、家族や職業付き添いに依存していた入院中の病人の世話は、その病院の看護師が行うことが診療報酬に反映されるしくみがつくられました。こうした一連の改革を当時の看護のリーダーたちは、「日本の看護史上の一大革命」とか、「看護の夜明け」といって歓迎しました。

とはいえ、順調にことが運んだわけではありません。看護要員対策を欠いたまま付き添いが引き揚げたことにより、いっそう深刻な人手不足が生じました。「完全看護」の名のもとに職業付き添いも家族付き添いもつかない体制に加えて、労働基準法による八時間勤務が基本となったため看護師不足はいっそう深刻になり、学生までが労働力として換算されることもありました。何よりも療養する患者さんの不安も拭い切れず、建前としては付き添い廃止を謳いながら、現実には患者さんからの申し出という形で付き添いをつけなければならない状況は長く続きました。病院の増改築、疾病構造の変化、医療技術の進歩などもそれに拍車をかけました。付き添いなしで入院患者さんのお世話をするには、看護師の労働強化でくぐり抜けるか、よほど手のかからない軽症患者さんの比率を高くしない限り不可能であったのです。同時に、古くからの日本の家制度を引きずった付き添い文化も「病院の看護は看護師の手で」というスローガンを絵に描いた餅にしたきらいがあります。

人間として看護師として

看護師は独身であることが不文律であった時代の名残は、新憲法発布の後もしばらく続きました。看護師は専門職であり一生続ける価値のある職業と自覚しても、仕事を継続するなら結婚を断念せざるを得ないことが当然と考えられていたのです。それは、病院勤務の看護師には全員入寮が義務づけられていたことにもよります。寮生活だからこそ変則的な労働条件にも耐えられた側面もあります。断続勤務(勤務時間の合計は八時間でも、出勤後、中間オフをとって再び勤務する体制)や、一週間ぶっ通しの夜勤が月に二回もあるような労働条件では、家庭との両立を妨げる大きな要因になったことも当然でしょう。不規則で激しい仕事のわりに恵まれない低い賃金も、寮を出て生活をしてゆくことを阻んでいました。

戦後一〇年近くもそうした不条理な状況に甘んじていたのも、社会と隔絶された寮生活ゆえであったと言えますが、看護師自身のなかにも古くからの聖職意識が強く植え込まれていて、一般の労働者とは違うといった考えが一般的でした。労働組合に加入する看護師もごく少数だったのです。しかし、次第にそうした考え方から脱皮する者も出て来て、一九五九年から六〇年にかけて「看護婦の人権闘争」といわれた医療統一闘争が燎原の火のごとく全国に広がりました。これは、日本の他産業の労働運動の高揚期とも重なっていますが、この闘いを契機にようやく看護師も人間であり、結婚しても子どもを産んでも辞めないで働くという看護師が出てきたのでした。

資格の二重構造(准看護師制度)がもたらしたこと

そうした人手不足を背景にして、それまで看護師の雇用主でもあった開業医らを中心に新しい制度に対する反発が起き、看護教育制度の一本化ができない事態が生まれました。安上がりな人件費と、高くない教育水準による使い勝手のよさが見え隠れする准看護婦養成制度が、医師会の強い要望のすえに始まりました(一九五一年)。中学卒業を入学資格にして二年間の教育の後、資格試験に合格すれば准看護婦の資格を与えるというのです。この制度が始まった頃は、一般産業でも中卒で就職することは珍しくない時代でしたので、多くの少女が働きながら進学ができ資格取得につながるメリットを信じてその道を選んだのです。

しかし、卒業後の彼女らが安い賃金と厳しい労働条件でお礼奉公をさせられるといったエピソードは珍しくなく、人権問題と論じられる向きもありました。かつて見よう見まねで医療行為の実技を覚え、働きながら検定試験を受けて資格を取り医師に仕えた古い時代の看護師と同じ道を歩む彼女らの姿がそこにありました。

こうして、一九五〇年代半ばには約三万人だった准看護師数は毎年増え続けて、一九七三年末には一九万二五〇〇人にのぼり、当時の看護師数一六万二四〇〇人を上回ったこともありました。つまり、いろいろ問題を指摘されながらも当時の医療の一端を担う看護職者の不足を緩和する存在であったのは確かな事実です。現在もそうですが、診療報酬上の加算条件となる看護要員数を充たすことは、病院経営上からも必要なため准看護師の採用をしなければならなかったのです。看護チームの一員として共通の看護業務に携わりながら、資格の相違から来る差別感や待遇の違いなどに悩む職場の様相はあちこちで見られました。

そうした矛盾や葛藤を断つために、職能団体や労働組合による准看護婦養成廃止への運動も再三行われました。准看護婦問題調査検討委員会によって「二一世紀初頭のできるだけ早い段階を目途に看護婦養成制度の統合に努めること」という報告書(一九九六年)が出され、就業経験一〇年以上の准看護師を対象にして看護師へ移行する道も開かれたのですが、そうした動きをよそに今なお、准看護師の養成は続いています。

その根底には准看護師資格の創設を強く要望した医師会の意図があることは、次の文からも読みとれます。それは、二〇一二年七月に神奈川県が准看護師の養成停止を盛りこんだ准看護学科の募集停止や医師会立等の准看護師養成の専門学校への補助金打ち切りの方針に対する日本医師会の見解として出されました(二〇一二年七月六日)。

准看護師は地域医療を支えている中小病院・有床診療所において、看護職員として重要な役割を果たしている……医療法人等の民間病院や有床診療所等では、公立・公的に比較して看護職員数が少なく准看護師が占める率が高いので拙速な結論を導き出すべきではない。

たしかに、近年の大病院や公的病院では准看護師を新規採用することは少なくなりましたので、地方の民間病院や私立病院の看護職の主流が准看護師であることは間違いのないことです。ただ、看護師が医師の指示に従ってその手伝いをしていればよかった時代は過去のもので、そうした状況を続けている限り地域に根ざした住民本位の医療の実現は難しいと思います。

これからの地域医療は、住民の健康状態を適切に評価し、生活習慣病の予防等に対しても、その人たちの暮らしに根ざした看護独自のアプローチが求められると思います。また、退院後の在宅療養者や高齢者への質の高いケアを行う訪問看護でも、高校卒業後三年以上の教育は最低の条件であると思います。高齢化が進み施設から在宅へとケアがシフトされつつある今、大切なことは、看護の受け手の目線、患者の立場からこの問題をしっかり見ていくことではないでしょうか。

3　看護師は今

(1)看護師像の背景

日本では、古くから看護師は病院や診療所で働いてきました。したがって社会の人々の描く看護師像は、自身や家族、友人の診療や入院時に外来や病棟で出会った看護師の言動や仕事ぶりを通じて作られてきたと思います。また、ドラマや映画の登場人物などにも多く取り上げられてきましたので、作家や演出家らの目を通して形成された看護師像もあります。お年寄りなどの場合は、太平洋戦争下で語り伝えられた赤十字救護看護婦の活動のエピソードなどを通じて、奉仕と献身の象徴としての「白衣の天使像」をイメージされている方も多いと思います。女の子が一度は憧れる「看護師さん像」は、仕事内容よりも、白衣にナースキャップという服装から来ていた時代もありましたが、昨今では、祖父母らのケアをする看護師の姿を見て看護師のイメージをつくって来たという高校生も少なくありません。

女性教師とともに女性の職業の象徴でもあり、「看護婦」という名で長年親しまれてきましたが、近年の男性の看護界への進出に伴い「看護師」という呼称に改められたのでした。また、高齢社会に対応する新しい職種としての介護職者が誕生し、看護師への役割期待が変わった面もあると思います。なかでも看護の高等教育が看護師の社会的イメージを変え、看護師自身の自覚にも大きな影響をもたらしたといえます。

(2)新人の戸惑いと職場環境

就業している看護師数(准看護師を含む)は一四〇万人を超え、その八〇%以上が病院・診療所等の医療施設で働いています(二〇一二年現在)。そして、毎年新たに看護師資格を取得して就業する新人看護師は約五万人、そのうち、約一万三〇〇〇人以上は大卒看護師です。いつの時代でもそうですが、新人たちは学生時代に学んだ知識や技術を活かす場を求めて就職するのですが、彼らを受け入れる職場環境は、想像以上に厳しいものがあるようです。

総合病院の呼吸器内科に入職した新人の恵美子さんに出会ったのは、彼女がそこのスタッフになって半年後の一〇月のことでした。「もう慣れた?」との問いに彼女は、「もしかしたら、私、看護師に向いていないかも知れません。だって、先輩たちのように手早く動けないのです。朝は、自分の部屋持ちの患者さんの状態を把握するために、日勤のスタートの三〇分前には病棟に入るようにしているのですけど、何しろ入退院が日まぐるしくって……お名前を覚えないうちに退院ということもありますし、一番怖いのは、もし、事故を起こしたらどうしようかと。だって、学生時代は見学だけで終わっていた診療面に関する仕事(注射や点滴など)が山ほどあって、卒業した途端に一人でしなりればならないのです……」と涙ぐむのでした。

彼女の言葉は十分に理解できました。「高速度超過密回転」と表現されている現在の急性期病院の状態は、立ち止まって考えることが許されない環境であり、新人も就職したその日から看護要員の一人に数えられます。学生時代には、患者さんの心身の状態をアセスメント(評価)したうえで、これから行うことの意味をよく考えるように教えられてきた新人たちにとって、新しいことずくめの毎日について行くのが精一杯なのに、現場はそれ以上のことを求めてきます。真面目であればあるほど負担を感じてしまうのです。学生時代の臨床実習では、安全性を配慮して学生が実際の患者さんに対して行えることはごく限られていましたので、点滴や諸検査の準備に直面して戸惑い、悩むのも無理はありません。

こうしたことは診療面での仕事に限ったことではなく、看護独自の領域でも初めての体験に驚いたり足がすくんだりしたこともあったと言います。たとえば、「いきなり自分では動けない高齢の患者さんの体位変換をしなければならなくなって……実習室では友だちのからだを借りて練習した手技を本当の患者さんに、しかも脳卒中の後遺症で関節の拘縮《こうしゅく》(何らかの理由で関節周囲の組織が固まったままになって曲げたり伸ばしたりすることができない状態)があり、自分では全然動けない患者さんなんです。拘縮という、言葉としては知っていたけど、実際に触ったこともなかったので……もし、無理にからだの向きを代えて脱臼したり、骨折したらそれこそ医療事故になってしまうと思うと……」と。

また、同じく新人の里沙さんは「大学の卒業時に特別授業で練習した輸液の針刺しは、練習用の模型が相手だったので何とかできましたが、生身の人間相手はとても怖いです。早く先輩たちと同じにできるようになりたいけど……」「でも、点滴の薬液調合がもっと怖いんです。似たような名前の薬が多い上、薬理作用の理解も確かでないままオーダーどおりの配合をするのは正しいとは思えない。でも、ゆっくり確かめるゆとりのないまま進めてしまって。いつ事故が起きても不思議ではありません」と、話しました。

こうした、未経験な事柄に関する不安は、場数を踏み回を重ねて行くうちに上達して自信もついていくとは思います。ただ、気になったことは勤務時間の長さでした。日勤を終えて病棟を後にするのが、午後八時を過ぎるのは普通で、午後一〇時頃になったり、まれには出勤してきた深夜勤務の看護師と顔を合わせることもあるというのです。就職してから夕食は夜中にとるのが普通になって、睡眠不足状態で迎える朝は食欲がないので食べないのが習慣になってしまったと言います。

料理研究家の辰巳芳子先生が、二〇一一年に五〇〇例の食生活調査を行って、現代の二〇歳代から三〇歳代の一人暮らしの女性の食事があまりにも粗末であったなか、看護師の食生活についても、「あのようでは病人のお世話なんかできないと思ったくらい」と話しておられました。病人のお世話をする責任と、自身の健康な母性のためにも、せめて規則正しい食生活のできる勤務体制を整えることが求められていると思います。

新人たちの働く環境は、かれらの離職率にも影響します。せっかく就職したのに、一年以内に一〇人に一人前後が辞めているのです。人手不足の現場からは即戦力にならない教育が悪いとか、教育側からは職場環境の悪さにあるとか、それぞれの立場で分析や自省をしてみても、具体的な解決へのアプローチにはなりません。現場の教育研修体制を整備し、専任の教育担当者が配置されている病院や、看護師の配置の手厚い病院、そして、短時間正職員制度を導入した病院ほど、新人看護師の離職率が低いという調査結果のなかに解決のヒントが潜んでいるようです。

(3)慢性的な人手不足がもたらしたもの

看護師の働く環境の厳しさは新人だけのものではありません。現在、看護師の資格を持っていながら働いていない人が約六〇万人近くいるといわれています。つまり、働いている看護師数の約半数近い人が、いわゆる潜在看護師として存在しているのです。このなかには、高齢で仕事に従事できない看護師も含まれているでしょうが、何らかの理由で離・退職した後、再度働く意志があるのに、条件が厳し過ぎて職場復帰のできない看護師も多く含まれていると思われます。

日本看護協会の実施した看護職員実態調査(二〇〇九年)によると、一年間の離職率の平均は、常勤看護職員が平均一一・九%、新人看護師が八・九%であったといい、これは二〇〇四年以来初めての減少傾向とはいえ、あくまでも平均値であって病院の設置主体や規模によっては、かなり高い率を示す病院がまだ多く存在しているといいます。離・退職の個人的な理由として、「結婚」二八・九%、「妊娠・出産」三〇・〇%、「子育て」二一・七%、「自身の健康」一六・四%、「家族の健康・介護」六・八%ということです。職場環境や労働条件に関する理由では、「勤務時間が長い、超過勤務が多い」二一・九%、「夜勤の負担が大きい」一七・八%、「責任の大きさ・医療事故への不安」一四・九%、「休暇がとれない」一四・四%になっています。

また、日本医労連の調査(二〇一〇年)で、「あなたは「仕事を辞めたい」と思うことがありますか」との問いに対し、「いつも思う」と答えた人は二一・七%、「時々思う」五七・六%、で、「まれにあった」を入れると、「辞めたい」と思う看護師は約九割にのぼります。そして、離職理由を職務満足度との関係で見た調査では、「人間関係」と「看

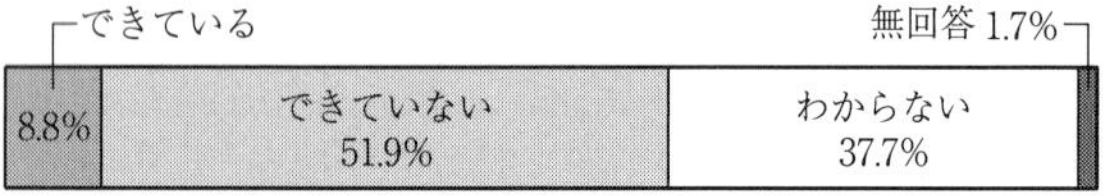

注：日本医労連看護職員の労働実態調査 2009 年 11〜12 月実施の調査（2010 年）より

仕事の達成感——十分な看護が提供できていますか

護のやりがい」「疲労度」が大きく影響していたと言います。

一口に人間関係といっても職場環境によってさまざまでしょうが、環境自体がストレスフルで余裕がないことも一因かと思われます。上司や同僚との人間関係に悩むのはどうやら看護の職場では永遠の課題のようです。一方、看護のやりがいの有無が離職要因を左右することのなかには、二つの異なった意味合いがあることに気づきます。一つは、高度化する医療に適応しながら看護師としての職務を果たすことのできる人は、辞めようとは思っていないこと。しかし、看護本来の仕事である患者の「日常生活行動の援助」がほとんどできていないと感じている看護師は、「辞めたい」思いが高くなっているということです。後者の場合、どちらかといえば診療面の仕事のウエイトが重くなっていることが、本来、こうありたいと願っている看護師の仕事をやりにくくして、職務達成感にも影響していることを物語っていると思います。

　また、少々の疲労感は、一晩眠れば回復するのが普通ですが、問題は、疲労の蓄積が心身の健康問題にまで及んでいることです。種々の自覚症状(全身がだるい、いつも眠い、目が疲れる、胃の調子が悪い、何となくいらいらする、根気が続かない、ゆううつな気分がする)は、時間外労働やサービス残業等の定常化によるものといってもよく、人々の健康に責任を負う看護師の働く環境や条件の改善が求められます。

　とくに、メンタルな面での症状も見過ごすことはできません。疲労の結果でもあるのでしょうが、医療施設特有の環境に由来している面もあります。医療施設では、普通の暮らしの場面ではほとんど出会うことのない、症状の急変や死などの非日常的な出来事が日常的に起きています。また、痛みや苦しみや不安を訴える方たちと接する頻度が高く、看護師自身の心の健康にも少なからず影響を与えていることは確かです。また、高齢者の入院が多くなった昨今は、一般病棟でも譫妄《せんもう》(意識障害、幻覚や妄想など)や認知症の方たちが増え、二四時間を通して一刻の気のゆるみも許されない状況があります。見当識レベル(記憶や判断、思考能力と関係があり、自分のおかれている状況を正しく認識できる度合い)の低下によって、ベッドからの転落や徘徊時の転倒をはじめ、種々の医療事故に通じる危険をはらんでいるからです。現に若い看護師の悩みや不安に関しての第一位が「医療事故を起こさないか不安」になっています。

このような調査結果から問題を感じるのは、戦後間もなくから看護師不足は根本的な解決を見ぬままに過ぎていることです。

四〇年間の変化を一口には語れませんが、技術革新のもとで人々の生活も医療内容も大きく変わり、看護師の絶対数も大幅に増えていてその定着のための工夫がされていながらなぜ、人手が追いつかないのでしょうか。それは、人々の医療ニーズの多様化に加えて人口構造の高齢化に伴う業務内容の複雑化も一因です。しかし、それ以上に、国の施策でもある効率化による無駄の排除、機能強化による病院間格差などの結果でもあると思います。どんなに技術が進歩しても人間の営み自体は非効率であり、一見無駄と思われることに人間らしさが具現されることを思えば、高齢者や病人の時間の流れに添った医療や看護のあり方を真剣に考慮すべきではないでしょうか。機械に振り回され市場原理に走る医療経営ではなく、人間らしいケアの可能な医療現場を目ざして、看護師自身も〝自己犠牲を伴わない献身こそ真の奉仕〟(ナイチンゲール)との言葉を反芻しながら、

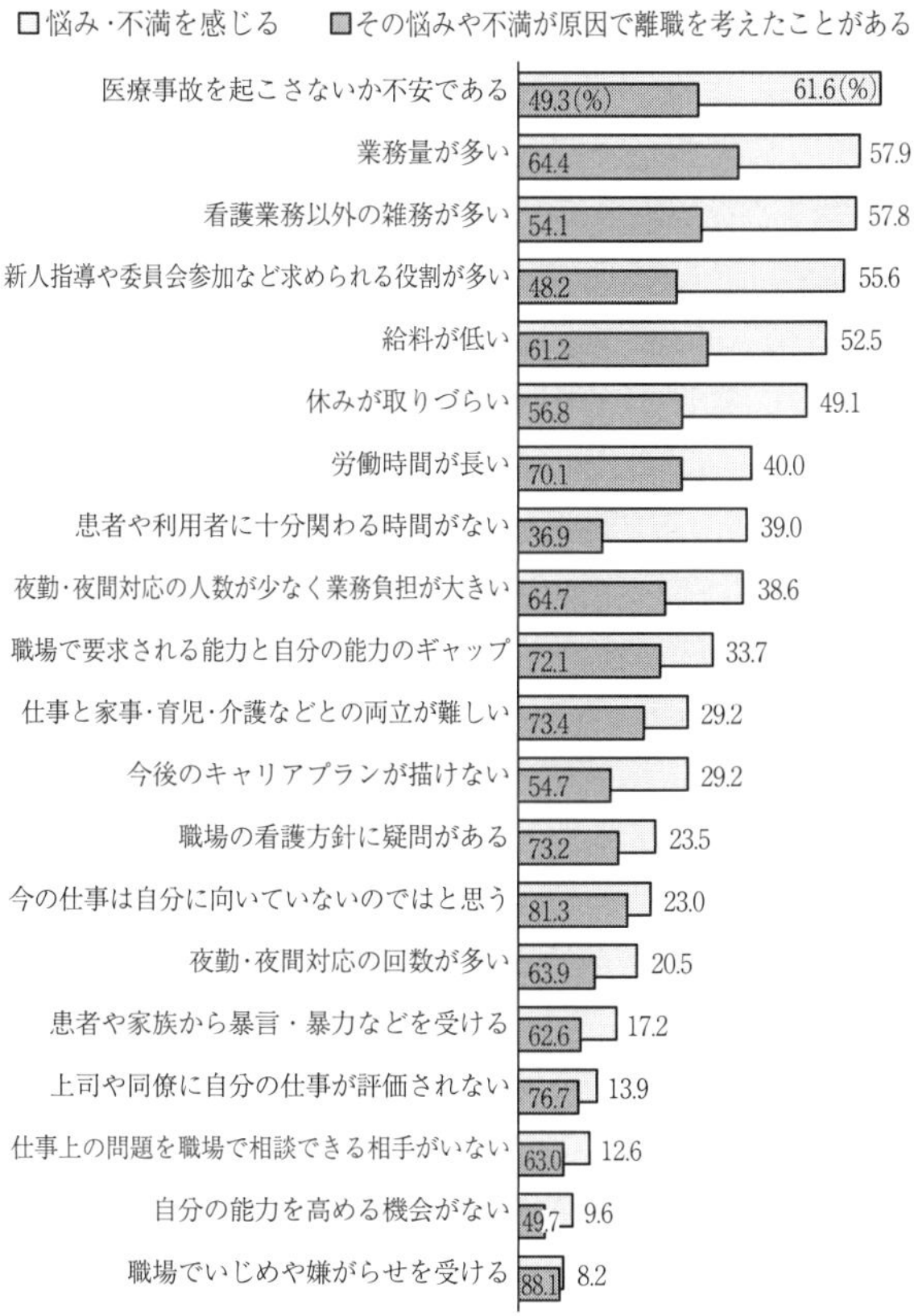
□悩み･不満を感じる
■その悩みや不満が原因で離職を考えたことがある
医療事故を起こさないか不安である 61.6(%) 49.3(%)
業務量が多い 57.9 64.4
看護業務以外の雑務が多い 57.8 54.1
新人指導や委員会参加など求められる役割が多い 55.6 48.2
給料が低い 52.5 61.2
休みが取りづらい 49.1 56.8
労働時間が長い 40.0 70.1
患者や利用者に十分関わる時間がない 39.0 36.9
夜勤･夜間対応の人数が少なく業務負担が大きい 38.6 64.7
職場で要求される能力と自分の能力のギャップ 33.7 72.1
仕事と家事･育児･介護などとの両立が難しい 29.2 73.4
今後のキャリアプランが描けない 29.2 54.7
職場の看護方針に疑問がある 23.5 73.2
今の仕事は自分に向いていないのではと思う 23.0 81.3
夜勤･夜間対応の回数が多い 20.5 63.9
患者や家族から暴言・暴力などを受ける 17.2 62.6
上司や同僚に自分の仕事が評価されない 13.9 76.7
仕事上の問題を職場で相談できる相手がいない 12.6 63.0
自分の能力を高める機会がない 9.6 49.7
職場でいじめや嫌がらせを受ける 8.2 88.1

注：日本看護協会「2009年看護職員実態調査」結果より

看護師の職場における悩みや不満

本気で専門職にふさわしい働く条件を整える努力が必要です。

(4)安全性の論理

一〇〇%の安全性

医療や看護の過程で、その人の病状を悪化させたり、いのちを脅かすようなことがあってはならないのは当然です。しかし、どんなに注意深く心がけても、あってはならない事故が起きやすいのが医療現場の現実です。安全性の論理は、まず一〇〇%の安全を守るということに徹するべきです。たとえ九九%安全でも、残りの一%のリスクで事故は起きるのです。その一%は、出会った当事者からすれば一〇〇%の危険であるとの認識が必要です。

かつてナイチンゲールは、受け持ち患者の薬びんを確かめるのに、「……においをかぎ、気になれば味わってもみる。九九九回までは間違いはないであろうが、ちょうど千回目に、看護師のこの方法によって重大な間違いが発見される可能性もある」(前掲『看護覚え書』)と述べました。患者の安全性を守るうえで、「人間は誰でも間違うものである」ことを前提にした二重三重のチェックシステムが必要です。

母の目に学ぶ観察の基本

近年、医療機器モニターや各種の記録やデータ類に依存して、自分の五感を用いた観察力が弱まった感じがあります。以前から医師は聴診器を用いて心音や呼吸の状態を知り、看護師は、自分の指先で脈拍数やその性状を把握してきました。これらは、その当事者のみが知り得る主観的なデータではありますが、患者のからだに触れる好機でもあり、皮膚を介して患者さんの他の症状も把握できました。また、「気分はどうか」「辛いことはないか」などを直接聞く機会となっていました。しかし、急テンポで進む医療の機械化により、モニターを介してデータを把握する方法が主流となりました。こうして別室でも可能な異常の発見のみのモニタリングにより、患者さんに直接触れる機会が少なくなってしまったと思います。

正しい観察は、すべてのケアや処置への前提条件になりますが、母がわが子を見る目や抱っこをする手にそのルーツがあるといってもよいのではないでしょうか。母の目はまるごと愛児をとらえ、抱き上げた腕のなかの小さな重みの変化に発育の証しを確かめます。わが子の額や頬にそっと唇を当てて体温の異常の有無を瞬時に感知し、乳首に吸い付く力や吸い方は、愛児の健康を図るものさしでもあるのです。おむつを取り替える母の目と嗅覚は、排泄物を通しての子どもとのコミュニケーションでさえあるのです。

この母の目をより確かにしているのは、その底にある無条件の愛といってもよく、いのちを守り育てるという過程で起きる子のさまざまな反応や変化を通して、母自身の見る目が高められていくと思われます。まさに、「科学の研究の第一歩は、既知の科学法則や新しい学説を知らない、先人のものの見方や考え方に染まらない、科学的には無垢の裸のままの個人が、かれ自身の感覚をただ一つの武器にして、直接になまのままのあるがままの自然(人)に働きかけ、肉体的な経験を通じて最後まで主観的にしかも個性を強く発揮して自然の印象を自分自身にやきつけること」(井尻正二『科学論』築地書館、一九六六年)からも、母の目を本能的なものとして科学が斥けることはできないでしょう。この母が子を見る目こそ人間を見る目の基本とも言えると思います。

しかし、感情移入が過ぎてありのまま見る目を曇らせることもあるので要注意ではあります。それ故に看護師には、この母の見方のうえに諸科学の知識を基盤にした客観的な見方が要求されますが、そのことが強調され過ぎると冷たい目になりがちなことも戒める必要があります。とくに、科学的な見方をしようとして一人の人間を分断することはよくありません。頭のてっぺんからつま先までの部分を寄せ集めても全体像にはなり得ないのです。しかしながら、そうした部分のチェックをすることが、精密な観察であると思い込む傾向もあります。そうした見方をしないためにも、まるごと相手を受け入れて理解する方法を訓練しなければならないといつも思います。観察をする者の価値観を交えずに相手の言動を観察するのです。

さらに、人間を観察するということは、こちらからの一方的な行為ではなく、観察される人も観察する者を見ていることを忘れてはならないでしょう。観察者と被観察者の信頼関係は正しい観察の際の前提となります。乳児や幼児が母の目の前に警戒も羞恥もなく全身をさらすのは、母への絶対的信頼への現れともいえましょう。看護師・患者との信頼関係の如何も、観察の数値に影響すると思われます。そして、気づくこと、すなわち直観は、観察の入り口です。同じ事象を見ても何も感じない人と、ピンと来る人の違いは、この気づく能力の差異によるもののようです。どのように経験を重ねても、いつでも新鮮な目で対象を見ることができるように、日頃から感受性を研ぎ澄まし、「気づき」のアンテナの感度を高めることを意識的に行うことが大切ではないでしょうか。

観察の誤りは生命を左右する

忘れてはならないことは、看護の場面で観察を誤ると、症状を悪化させたり、時にいのちを脅かすことにもなり得るということです。かつて、予期しない急変事例や看護師の悔いを残した事例を分析した時のことですが、もし、その時の患者さんの状態を正しく把握していれば、急変は起きなかったという場合が多くありました。誤った観察をさらに分析しますと、「見落とし」「見過ごし」、そして「先入観」という三つの誤りがありました。

「見落とし」とは、実際に現れているその患者さんの状態をとらえきれずに見落としてしまうことです。たとえば、異常のある脈拍なのに異常としてとらえられないような場合です。これは、知識や経験が浅くて異常自体に気づかないことで、新人や経験の浅い看護師に見られる傾向です。場数を踏み経験を重ねることで次第に見落とすことは減りますが、常に意識して「見落としていないかどうか」を自問しながら観察することが大切です。

「見過ごし」とは、その変化の事実を確かに把握しているのに、過小評価するなどしてそのことを次のケアや対処方法に活かしていないような場合です。

たとえばこんなことがありました。肝硬変で入院中の患者さんがトイレに行く後ろ姿を見て、「おや？　歩き方がいつもと違う」と確かに気づいたのですが、とくに確かめもせず他の用に向かった直後に、トイレで患者さんがうずくまっていることを清掃に来ていた人から知らされました。患者さんは肝性昏睡（急性または慢性の肝不全によっておこる意識障害）に陥ってしまったのでした。また、心電図モニターの波形の変化をキャッチしていたのに、そのデータの持つ意味を軽視して、従来通り患者さんを一人でトイレに歩かせてしまい、症状が悪化して慌てたというようなこともありました。これらは、どちらかと言えば慣れから来るもので、経験を重ねた看護師によくありがちな誤りです。

三つ目の「先入観」というのは、経験の多少にかかわらず、誰もが陥り易い過ちです。

「この人に限って……」とか、「まさかそんなはずはあるまい」と勝手に決めた自分の物差しに当てはめて状態を見てしまうのです。たとえば、しばしば軽い腹痛を訴えていた患者さんが、ある日激しい腹痛を訴えたのに「またいつものこと」として取り上げなかったために、腸閉塞症状の発見が遅れたことがありました。また、見当識レベルの低下した高齢の患者さんでしたが、看護師は「片麻痺《かたまひ》(脳出血・脳梗塞の際におきる片側上下肢の麻痺)で寝返りもできないだろうから」とベッド柵を上げないままその場を離れて直後にベッドから転落して骨折した例もあります。

このように、行為の入り口になる観察ということにしぼって見ても、人間はいろいろな誤りをしがちです。実際に大きな事故の場合でも、元をただせばそこに居合わせた人のうっかりミスや勘違いといったことが原因になっていることはよくあります。未熟な人の場合には場数を増やし経験を重ねることが求められますが、知識や経験がかえって観察の目を歪めることがありがちです。いつでも「私が見たこの状態は正しいだろうか」「先入観や偏見で見ていないだろうか」との自問をすることが事故防止の第一歩でもあります。

(5)看護師の自負と悩み

看護界の長年の悲願であった高等教育も実現し、現在では看護系大学、看護学部は日本全国で二〇〇を越えました。専門看護師(大学院修士課程の専門看護師課程を修了し、試験によって資格取得をした看護師。がん、精神、地域、母性等特定の領域で卓越した実践、研究、調整等が期待されている)や、認定看護師(実務経験五年以上で認定看護師教育機関で六か月の教育を受けた後、認定試験に合格した看護師。救急看護、感染看護等、二一領域の分野がある)らが全国の病院や在宅でそれぞれの専門性を発揮して活動しています。

国家試験を経て看護師免許を取得した新卒業生の圧倒的多数が医療施設に就職しますが、毎年約五万人の新人看護師のうち約一万三〇〇〇人が大学の卒業生です。大学院に進学する道(一一七の修士課程、六二の博士課程)も開かれています。また、保健師・助産師の国家試験を経てその道を選択する場合もあります。

人々のいのちと健康に責任を負う専門職として、それぞれが自負と希望を持って就職するのですが、現在の医療現場の環境は、日々目まぐるしく変化し、一定の時間内に処理しなければならない業務がびっしりという状況です。さらに、職業の特性から避けることのできない夜勤などの厳しい勤務状況が、当初のモチベーションを持続させることを困難にしています。患者としては一定の教育と訓練を受けた看護師への期待が高いのは当然ですが、入院した方たちの感想は好ましいものばかりでないことも確かです。とくに最近は、医師ばかりか看護師もパソコンの画面ばかりに目が向いて、「指一本触れてもらえなかった」「膝が痛いって言ったらね、後で先生に話しておきますって、痛む場所も見てくれなかった」という話も聞きます。

つまり、現場での看護師たちの仕事内容と、看護はかくあるべきという理念がかけ離れてしまっているのです。実は、このような状況は今に始まったことではありません。「本当はしなければならないのだけどできない」「やらなければならないことができていない」というのは、かなり以前からの看護師たちの口癖でした。どんなに忙しくても看護という仕事には、ほどよい緊張感があって仕事のやりがいや達成感があるはずなのですが、目ざしていることと実態との格差から、「まだできていない、もっときちんとしなければ」との自己に対する厳しい自己評価を下していることから来ていると思います。

何よりも、「医療とは医術を用いて病気を治す」という考え方を根底にした診療報酬制度の影響も無視できません。つまり、何らかの医療行為を行うことで報酬が支払われるしくみですから、その面に関する業務を優先しないと病院の経営にもたちまち影響するというわけです。

したがって看護師たちは法律（保健師助産師看護師法）によって規定されている二人業務、すなわち「療養上の世話」と「診療の補助」のうち、後者の診療面の仕事に割かれる時間があまりにも多くて、もう一方の重要な仕事、どちらかと言えばこちらの方がより主体的に行うことのできるはずの「療養上の世話」ができない葛藤を常に抱えてきたのです。とくに最近の高度医療は、ますますこのような傾向を強め、病室に入った看護師の視線は、患者に注がれる前に輸液のボトル内の薬液の残量に向かいがち、という笑えない事実もあります。

とはいえ、圧倒的多数の看護師たちは、看護本来の役割を果たしたい、看護師らしい仕事を行うことによって患者さんの満足を得たい、と願っているのです。「病院は患者のためにあるのであって、患者が病院のためにいるのではない」といい、「われわれは果たして病院でケアをしているであろうか」と問うたナイチンゲールのことばを真摯に受け止め、胸を張って「ケアをしています」と答えたい看護師の自負と誇りに目を向け、本来の看護とは何か、看護師とは何をする人かについて考えてみたいと思います。

第二章　看護の意味
——ごくありふれた生の営みを見直す

《患者が冷えこんでいるとか、熱があるとか、……嘔気《はきけ》があるとか、褥瘡《じょくそう》ができるとかするのは、たいていのばあい、病気のせいではなくて看護のせいなのである。》

1　生命維持に関わる日常的・習慣的ケア

未曽有の自然災害に加えて原子力発電所の事故まで起きた東日本大震災。いまだに消息不明の人たちが多いなかで、突然被災者になった人々の苦しみについて思いを馳せないわけにはゆきません。肉親との別離、失った家財、将来への不安も計り知れません。その上、避難所での不自由な日々の生活は、それまでその人なりに持っていた生活習慣を一変させてしまいました。被災前は、毎朝食膳にのった温かい味噌汁もご飯も、被災直後からかなり長期にわたって口に入らず、水不足で顔も洗えず口もゆすげず、お風呂にも入れなくて下着を取り替えることもできず、雪を溶かした水でトイレを流しプライバシーも保たれない状態が何日も続きました。

このような事態は、人間としての基本的な営みができないという面からも見過ごしにはできません。何の前触れもなく突然にそうした状況が起きたのです。事実を受け入れるにはあまりにも大きな身辺の変化です。こうした状態がいつまでも続くと心身の不調から種々の病気を誘発することにもなりかねないのです。その後、仮設住宅に移り住むことによって、一応プライバシーが確保された空間で生活ができるようにはなりましたが、それでもまだ、被災前の生活とはほど遠くいろいろな不自由を感じながら暮らしている方が圧倒的に多いことを見聞きしています。

人間が人間らしく生きていくうえで欠かせない営みとしては、「息をする」「食べる」「動く」「眠る」「トイレに行く」「からだをきれいにする」「休息する」など、それが欠ければ健康を脅かし、時としていのちにまで影響するものから、「身だしなみを整える」「コミュニケーションを図る」「学習をする」「趣味の活動やレクリエーションを行う」「誰かの何かの役に立つ」など、文字通り人間に特有な営みまでがあります。これらは、ふつうであれば誰もあまり意識しないで行っていて、物心ついた幼い頃から、その家族なりのやり方を見よう見まねで、あるいは躾けられて日常的な習慣として身につけています。それらの習慣がちょっとしたからだの不調や不具合で、「食べたくない」「気力がわかない」といった感じで崩れることは誰もがよく体験することでしょう。

まして、大病や手術などで入院したり、高齢になって意欲が低下したりすると自分の意志通りにできなくなります。自分で自分の習慣的な行動を保てない苦痛は、病気それ自体の症状よりも辛いということは、決して珍しいことではありません。実は、看護の基本はこのような方たちのお世話を専門的に行うことにあるといってもよいのですが、現在の病院では、必ずしも充分に行えているとは言えず、一般の方たちもこれが専門的な看護師の仕事であると理解されていないのではないでしょうか。

顔を洗ったり口をゆすいだり、食事の世話やトイレの介助など、どれをとってみても、あまりにも日常的でありふれた営みであるために、専門職の仕事などと理解されなくても仕方がないのかも知れません。しかし、このごくありふれた営みを支障なく行えることが、病気と闘う気力を生み出し、その人自身の治る力を発揮するうえでとても重要なのです。

「看護の力」は、注射や薬のような外部からの力ではなく、その人に本来備わっている治る力を上手に引き出すことにあります。そして、それらの方法は、看護師がリードせずとも自分自身でマスターして実行すればよいことも多くあります。とくに、昨今の生活習慣由来の多くの成人病は、ライフスタイルを変えることとセルフケアによって予防が可能です。そうは言っても、「わかっちゃいるけど止められない」といった人間の本性は無視できません。正しい方法を知ってもこれを実践することは大変難しいともいえます。専門的な看護の領域でも、健康増進や疾病予防のための意識や行動を変容することは、最も難しいアプローチでもあるのです。

そこで、ふだんはその意味をあまり意識しないそれらの営みの幾つかについて述べ、それらに支障を来した場合のことを考えてみましょう。

(1)息をする

「空気三分、水三日、食物三週」といわれるように、「息をする」ということは、生命を維持するうえでの本質的な営みであります。健康であれば、まったく意識しないで行っているのが、この呼吸です。もし、呼吸に関するからだのしくみに異常があったり、吸うべき空気に異常があったりしたら、たちまち苦しくなりいのちそのものが脅かされることになりかねません。つまり、何も意識せずに息ができると言うことは、健康に生きていくうえでの最初の基本でもあるのです。

楽に「息をする」ための条件としては、生体側の条件、すなわち呼吸器が、そのしくみのうえからも働きのうえからも異常がないということが挙げられます。呼吸は、鼻から吸った空気を細気管支の末端でガス交換（酸素と二酸化炭素の交換）を行って、不要になった二酸化炭素をからだの外に出すことを繰り返して行うわけです。したがって、空気の通り道がふさがったり狭くなったりすると苦しくなったり、からだの隅々まで送られる酸素の量が減って、心身の不調のもとになったりします。

鼻呼吸の大切さ

呼吸器というと、肺や気管をイメージすることが多いと思いますが、呼吸の最初の入り口は鼻であることに目を向けましょう。ふだんの生活を送っているとき、鼻から息を吸うことや吐くことはあまり意識しないのではないでしょうか。風邪を引いたり、花粉症でくしゃみや鼻汁が出始めると鼻の存在が急に大きくなることでしょう。まず鼻孔の入り口には鼻毛が密生して大きな塵埃を防いでいます。もう少し奥に入って気管の入り口となる喉頭までの通路は、ひだが多く曲がりくねっていて、まるで室内暖房のためのスチームのように冷たい空気を体温にまで温めて肺に送ります。また、通路の表面は細かい血管に富む粘膜に覆われていて、そこを流れる粘液は丁度打ち水をした道路のように小さな埃や異物を吸着します。表面の線毛はベルトコンベヤーのように働き、粘液と埃を一緒にして鼻汁として排出するのです。こうして、鼻から吸った空気が肺に到着するまでには除塵とともに、湿度が九〇％となります。つまり、鼻で正しく呼吸をすれば風邪をはじめ、咽頭炎や中耳炎の予防にもなるのです。

また、息をする場合に、吸う空気が清浄であることも重要な条件になります。大都市では、年末年始やお盆などで企業も休日になり、住民たちも海外や故郷に出かけて一時的に人口や産業が減る時期に、空気が澄み切っていることを自覚できると思います。

（２）食べる

人間が生きていくうえで欠かすことのできない営みのなかでも、「食べる」ということは、呼吸と等しく非常に重要な意味を持っています。しかも、「食べる」ということは、口からものを食べるという意味だけではなく、生活自体が苦しくなったときに「食べていけない」と表現するように、生活全般に関わる言葉として古くから用いられてきました。すべての生物は外界からの栄養物を、その個体固有の体の成分に置き換えて自己の生命維持や成長に役立てています。人間も同様ですが、他の生物と異なるのは食品となる動植物を飼育栽培し、採取した魚介類などを加工調理して食するという点にあります。

医学、生化学、栄養学等の研究が進んで、生命を維持するうえで基本となるエネルギーや各種の栄養素がどのくらい必要かが明らかになりました。不足や過剰がからだに及ぼす影響や各種の疾患と食物との関連も解明されてきました。また、摂取した食物の消化、吸収、代謝のメカニズムの知識も一般的になってきています。しかし、私たちは、誰しも栄養学や生理学を考慮しながら食べている訳ではありません。食事どきだから食べる、おなかが空いたから食べる、美味しいから、好きだからといった理由で食べることがほとんどでしょう。一日二回ないしは三回食べることがふつうになっています。

また、食事をともにすることで親睦や交流の機会にしたり、祝祭や葬祭にもさまざまな形で飲食をする風習が世界共通にあるということは、食べることが単に飢えから身を守りいのちを維持するためだけではないことを示しています。親しい人と美味しいものを楽しく食べることは幸福感にも通じることです。昔から「一家団欒」という言葉があったように、家族揃って食卓を囲む機会は大切にしたいと思います。

健康に食べる

生命の維持やエネルギー源として必要な物質を体内に取り込むことは、生物に共通な食べる行動でありますが、「食事」という言葉のように人間が食べる行為は、文化や社会や心理の影響を強く受けます。少々栄養学的に問題があっても、美味しく食べられれば生活の充実感や満足感が得られ、明日への活力が養われます。疲れすぎていたり眠りが足りないとあまり美味しいと感じられなかったり、悲しみや不安や憂鬱なことがあると箸が進まないことはよく体験することでしょう。からだの不具合の最初の徴候として「食欲の良否」が挙げられますが、食事間隔や間食のとりすぎも食欲に影響します。とくに幼い頃からメリハリのついた規則正しい食事習慣を身につけることが大切です。

・よい食事の条件

①新鮮で安全な食材を用いて、栄養的なバランスを保ち成長や労働(病人の場合は闘病)に必要な栄養所要量を充たしていること。栄養所要量は、年齢や性別、エネルギーを消費する程度別の集団の平均的な必要量から出されている基準です。個人差があります。②食べる人の嗜好や消化機能にあわせた調理や味付けがされていること。③清潔な環境で楽しい雰囲気で食べることができること。

・美味しさを決めるもの

美味しいという感じ方はそれぞれ多様ですが、その要素は、まず食物の風味(匂い)、口に入れた時の食感(なめらかさ、口当たり、嚙み応えなど)、そして味の四原素(甘、塩、酸、苦)に加えて、渋み辛みなどの組み合わせによります。幼い頃から食べ慣れたものやその家の味付けなどが、その人にとって美味しいものの標準になります。また、味と温度との組み合わせも微妙なうえ、気温も美味しさに影響します。空腹は最大の料理人といわれるように適度におなかが空いていないと、どんなご馳走も美味しく食べられません。

こうして、毎日多くの人たちが欠かさずに行う食事ですが、時代とともにその内容も様式もかなり変わって来ています。外食産業の隆盛によって、すぐに食膳に載せられる食物が入手しやすくなりました。コンビニエンスストアでは四六時中調理済みの食物を求めることができますし、デパートの地下食品売場では老舗や名店のお総菜も売っています。家族ぐるみで外食する機会も増えてきて、自宅の台所で調理をする頻度が減っているということも耳にします。

世界のある地域では飢餓に悩む人々がまだ多く存在しているというのに、日本では、「飽食の時代」といわれて美味美食を求める人が増え、過食や栄養過多からの健康問題も起きてきています。無理なダイエットによる栄養不足や、調理の労力を省くための栄養の偏りなども健康に食べることを阻む要因になっています。空腹を自制することで健康を保つ食生活のあり方も検討され、次第に普及するのではないでしょうか。

(3)トイレに行く

生きて行くうえで欠かせない重要な営みである代謝老廃物(物質代謝の副産物として生

じるもので生体に不要な物質、尿など）の排泄に関しては、そのことを話題にすること自体、下品なこととして避けてきたきらいがあります。でも、個人の家はもちろん、人の集まる場所には必ずトイレがあることも世界共通です。食べたもの、飲んだものは最終的には排泄されますし、健康の度合いを尿や便の性状や回数によって推し量ることができます。ですから、排尿・便のしくみについての基本的な知識は誰もが持っている必要があります。

排尿・排便のしくみ

大人が一日に摂取する水の量は約二五〇〇ミリリットルですが、そのうちの四〇〜六〇％は尿となって排泄されます。尿は、二つの腎臓でつくられますが、腎小体（糸球体、糸球体嚢）と尿細管をあわせてネフロンと呼ぶ単位が一つの腎臓に約一〇〇万個集まっています。尿の原料である血液がそこでろ過され、九九％（水、ナトリウム、カリウム、ブドウ糖、アミノ酸、ホルモン）は再吸収されて、残りの一％が尿になって排泄されます。腎臓から膀胱に送られる尿の量は一回五〇ミリリットルくらいで、膀胱に二五〇〜

三〇〇ミリリットルたまると膀胱内圧が高まって尿意を感じます。精神的な緊張や感染や結石などがあると尿量が一定量にならなくても尿意がおきます。そして随意反射運動（肛門括約筋や尿道括約筋は随意的に動かすことができる）によって体外に排出されます。

便は、食べた食物の未消化吸収物と、消化管と肝臓からの分泌排泄物、そして大腸の細菌とその産生物です。胃で消化された食物は、小腸で吸収されその残渣《ざんさ》が大腸に送られます。大腸を通りながら水分が吸収されて次第に固形化して下行結腸からS状結腸に送られます。こうして、便の量が一定量になると、自然の重みと腸の蠕動《ぜんどう》運動（消化管がその内容物を運搬するために行う収縮運動）で直腸に送られ、直腸内圧が高まって便意を催します。

健康人の場合には食事を食べてから二四〜七二時間で、一日平均約一〇〇グラムから二五〇グラムの便が出ます。便の七〇〜八五％は水です。

排泄の心理と文化

化学肥料が普及するまでは、人間の糞尿ともに肥料として貴重に扱われた歴史もありますが、排泄物には特有の臭気があって、汚いもののイメージの筆頭に挙げられてきました。尿道口や肛門が生殖器に近いことからも、性のタブーとともに排泄の生理すら、正しく理解されにくい面もありました。人間の生理としては民族を超えて共通ですが、排泄様式は、国や民族のあいだでいろいろな違いがあります。古くは思考の場として位置づけられたトイレの清潔を保つことが、修行僧たちの修練の一つであった宗派もあるといいます。

排泄障害を克服し誰もが明るく暮らす

ふだんからできて当たり前と思っていた排泄行為が、思わぬことでうまくいかなくなったら、誰でも不安に思い不快に感じることでしょう。誰にも相談できずに悩んだりする場合も珍しくはありません。そこで、頻尿や尿失禁、排尿障害、便失禁や常習便秘など、排泄の不具合は病気や体質や年のせいといって諦めるのではなく、偏見を捨て正しい知識を持って対処すべきだとの考え方が生まれて来ました。そして、排泄行為をあらゆる角度からマネジメントし、どのような理由があっても気持ちよく排泄ができるような社会を目ざして、「コンチネンス」(インコンチネンス＝失禁の反対語)という考え方を普及し、排泄不具合に悩む人々の相談に乗り、その人のＱＯＬ(生活の質)を考慮した各種の用具を紹介するなどの活動を進めている団体があります。「日本コンチネンス協会」です。その中心となっているのは西村かおるさんという看護師です。

排泄用具

排泄用具は一一〇〇種類もあると聞けば、どのような排泄障害に対して何を用いたらいいかの選択に迷うことでしょう。何よりも使用する人の生活にあったオムツや排泄用具を選び、障害があっても生活の質を落とさず快適に過ごすことが求められます。日本コンチネンス協会のホームページ(http://www.jcas.or.jp/-tool.html)では、使用者の生活動作別に分けてその用具の特徴を挙げ、使い方の説明がされています。

(4)動き・止まる

人間以外の生物もさまざまな動きをしていますが、そのほとんどが種の保存や個体の維持など生存のための本能的な動きです。しかし人間は、生きていくために必要な食料の生産加工、住居や衣服をつくり、それらを消費して生活するなど人間特有の活動をしています。これらは本能的にではなく、意識的に行っているところが他の生物と違っているところです。朝、目覚めた途端に手足をつかって身仕舞いをし、洗面も食事も身体各部の動きの組み合わせで行っています。朝から夜休むまで動きの種類もその強さも実に多様ですが、健康な時には「のんびり休みたい」と願ったりしながら、自分の意志で自由に動けることへの意識すら持たないのが普通です。そして休息中もしばしば姿勢を変えてからだを動かし続けています。

こうして、動き、働き、活動することが日常的であった人々が、病気や怪我や手術などで一時的にせよ、動けなくなったり行動を制限されたりしたら、どんなに不自由でつらいことでしょう。生理的な動きの制限による苦痛の他に、労働に従事できなくなった場合のストレスや不安も大きいと思います。

自分の意志で動き・止まる

「信号が赤になったら止まるのよ」「青になったら進んでもいいのよ」と、手をつないで歩く幼い子に教える母の姿。こうして子どもたちは、自分の意志で動いたり止まったりすることをコントロールする力を育てていきます。そのうちに、行きたいところに行き、止まらなければならないところでは立ち止まるなど、ふだんから意識することもなく自然に行うことができるようになるのです。

ところが、手術後初めて外に出た人や高齢者の場合、「信号が変わらないうちに交差点を渡ることができなくなって怖い思いをした」というように、歩くテンポが遅くなって日常生活に支障を来す体験を語ることもよくあります。第四章で述べる神経難病のパーキンソン病の場合などのように、動くことも止まることも自分の意志ではままならない状態は、自由に動ける健康人には想像もつかないことかも知れません。

動かないことの弊害

長い間、医療の世界では安静という療養の仕方が強く浸透していて、身体の不調が起きたり病気になったりすると早めに静かに休むことが家庭でも常識として通っていました。しかし、手術後に早く離床した方が創《きず》の治り具合だけではなく全身状態の経過がよいことが明らかになってきました。また、高齢化が進むにつれて、いわゆる寝たきり状態が高齢者の心身に及ぼす悪影響も次第にわかってきました。

①動かないことは呼吸運動を妨げて肺の拡張を悪くしてガス交換の効率を悪くします。その結果、全身への酸素の供給が減って感染しやすくなったり、分泌物を増やしたりして沈下性肺炎（痰の排出が不十分で気管支分泌物貯留に細菌感染が重なって起こる肺炎）の原因にもなります。

②寝ている人自身の体重で圧迫した部分の循環を妨げて「床ずれ」（褥瘡《じょくそう》）をつくるもとになります。

③いわゆる、「エコノミークラス症候群」と呼ばれる静脈血栓症（血液の流れが悪くなり凝固した血液が静脈内を塞いでしまう）になります。

④食欲が減退し、おなかが張ったり便秘になったりします。

⑤筋肉や関節を動かさないために変形したり拘縮したりしてしまいます。

⑥生活のメリハリを失って意欲が減退したり憂鬱な気分になったり不眠がちになります。

⑦高齢者の場合、見当識レベルが低下して認知症になってしまいます。

(5)からだを清潔にする

入浴がからだの清潔を図るというよりも仏教の布教としての治療手段であったという故事・伝説もあり、顔や手を洗ったり入浴して体を洗うことは、日本人の生活習慣として、日々の生活の中にしっかり根づいています。からだをきれいにした後の爽快感や満足感も幼い頃から味わってきています。それだけに、自分自身でからだの清潔を図ることができなくなったらどんなに苦痛に感じることでしょう。その意味でからだの清潔を図ることは、看護の原点といえるかも知れません。とはいえ、古くから「垢では死なない」「垢も身の内」といった諺があって、少々汚れていてもお風呂に入ることは辛抱しなさいという考え方が医療のなかには根強くありました。それは、入浴によるエネルギーの消耗や、温熱によって血管が拡張するための循環系への影響などを考慮したものでした。

皮膚のしくみと働き

皮膚はからだの全表面をおおう被膜で、面積は大人で約一・五平方メートルあり、表皮、真皮、皮下組織から成っています。付属器官として皮脂腺(脂腺・汗腺)、そして角質(毛・爪)があります。また、皮膚は痛覚・触覚・圧覚・温度覚などをキャッチする感覚器でもあり、全身の保護、体温調節をはじめ、汗や皮脂の分泌、排泄、呼吸、栄養貯蔵など、さまざまな役割を果たしています。表皮は、五つの層からできていて一番からだの深部にある基底層でつくられ、上へ上へと移動しながら約二週間かけて角質に変化し、角質はさらに二週間ほどで乾燥して垢になってからだから剝がれていきます。真皮は表皮の数倍の厚さがあり血管が豊富なため、夏は拡張して熱を放散し、冬は収縮して熱の消失を防いで体温調節をしています。

皮膚のこのような働きを損なわないためにも、表皮を清潔に保つ必要があります。

見た目の清潔と細菌学的清潔

医学や看護の領域での清潔とは、消毒や滅菌操作によって得られる細菌学的清潔を意味しますが、日常的な清潔は、洗ったり拭いたりして得られます。つまり、見た目はきれいに見えても、細菌学的には清潔とは言えなかったり、細菌学的な面から清潔であっても、感情的に受け入れられない場合もあります。

以下の投書は、病院で紙おむつが患者の洗髪の際やよだれ受けなどに使用されていたことへの、つらい思いを記した家族の投書に対する看護師の言い訳ともいえるものでした。

紙おむつは確かにお尻につけるものですが、吸水性に優れ、安心して使える利点があり、洗髪などで活用しています。ごみが出ることも問題ですが、医療者側は何よりも患者さまに爽快感《そうかいかん》を得てもらいたいのです。(中略)私自身は、紙おむつは清潔なものと思っております。製造過程で滅菌、消毒されていますから汚いというイメージがありません。(『朝日新聞』二〇〇七年九月一八日)

ここには、医療や看護現場でのいわゆる〝清潔〟と、一般的な生活感覚からの〝きれいさ〟や〝気持ちよさ〟との大きなギャップがあると思われます。前者は、未使用であれば、検尿用の紙コップも飲水や嗽《うがい》に用いて一向に差し支えないという感覚と同質で、一般的な常識の範疇外だと思います。科学的な根拠、理性を重んじる合理主義の立場からだけで考えるなら、当の看護師の言葉はそれなりに承認されるのかもしれません。けれども、人間の生活のなかから生まれた専門職である看護師です。ふつうの人間としての感覚で判断することの方が、むしろ理に適っているのではないでしょうか。

日本の家庭では、昔から寝ている人の枕元を歩かないのが基本的なマナーとされてきました。いくら未使用であるとはいえ、洗髪時に頭の下におむつを当てがったりすることを日常化してよいとは決して思えません。おむつはおむつであることの認識を持ち、もし、エプロンやタオル代わりに用いたいのなら、看護の立場から、そうした目的にふさわしい製品を業者に求めるのが筋ではないでしょうか。

2　人間らしく生きることを支えるケア

(1)身だしなみを整える

人類の起源には諸説がありますが、私たちの祖先が衣服を身にまとうようになったのは、狩猟時代に獣皮を身にまとったのが最初といわれ、定住農耕生活（新石器時代）になってからは植物繊維を用いたということです。つまり、衣服の歴史は約一万年くらいで、一八世紀後半の産業革命以降、手織から機械織りに、天然染料から化学染料になり、麻や綿から絹や羊毛、そして化学繊維の誕生で衣生活も一変してきました。人々は、気温の変化に対処する以外に、装身やファッション性を取り入れた生活を志向するようになりました。

看護の立場でなぜ衣服や身だしなみが問題になるかというと、衣服そのものに健康や生理・心理面に及ぼす影響があるからです。そして、人間が人間らしく生き、自分の信条に添って個性を発揮して暮らして行くうえでも、服装や身だしなみのことを避けて通れないからです。病気や手術などの場合にも寝具や寝衣への配慮は欠かせません。

衣服と体温調節

最も外気温の影響を受けやすいのは皮膚温ですが、実際に測定してみると、胸・背・腹など衣服におおわれている部分は、手足などの外気に直接触れる部分よりも変動が少ないことがわかっています。このことは、衣服そのものに皮膚温や体温を調節する働きがあることを示しています。つまり、衣服には寒暑の別なく体温を恒常的に保つ働きがあるのです。とはいえ、摂氏八度以下になれば快適に過ごすためには暖房が欲しくなりますし、二八度以上になると、どんなに薄着をしても暑く感じます。

冷暖房の普及が進み人為的な環境調節が可能になりましたので、そのために衣服の体温調節機能が薄れたようにも思われます。しかし、近年の異常気象状態や、あの福島第一原子力発電所の事故以来、電力の消費を最小にするためにも、衣服の素材を生かした合理的な衣生活をいっそう工夫して行う必要があります。

衣服気候

外気温とは違った衣服内の気候を「衣服気候」といいます。私たちは、衣服によって快適な気候を衣服内につくり出していますが、その日の寒暖に応じて適切な衣服を身につけている場合の衣服内気候は三二度プラスマイナス一度であり、湿度は五〇プラスマイナス一〇%、気流は二五プラスマイナス一五センチメートル／秒で、ほとんど感じない状態であるといいます。何枚も重ね着をしている場合は、衣服気候は外側に近づく程気温は低く湿度は高くなるといいます。

個性を尊重した身じまい

衣服を着用するのは、機能的な意味合いだけではなく、美に対する本能的欲求のためでもあることは、いつの時代にも共通だと思います。また、服装や髪型などは時代の流行によって変わりますが、年齢に関わりなく自己主張の手段でもあります。自分の好みの服装でアクセサリーもぴったっと決まっていれば、なんとなく気分が良く能率が上がります。

日本では、学校や職業によってユニフォームを着用することが普及していますが、自覚を促したり経済的なメリットはあっても、画一的で個性を損なう面もあります。病人の場合でも、入院してお仕着せの病衣を着ていては、回復の意欲も薄らいでしまいます。その個人の表現の自由をどのような場合でも奪ってはならないことは言うまでもありません。

以下は、日本の看護師が見た英国の入院患者さんの個性的な服装に関するものです。

（入院中の）アリスさんはいつもピンクのガウンにピンク系のネグリジェでした。前にボタンはついていますが後ろ開きで、背中の中央で重ねてベルトを通すデザインになっていて、トイレ動作にとても便利でした。ある日のこと、入浴の後でドレスアップしたいからといい、ナースが着替えと一緒にコルセットまで持ち出し黒のドレスに着替えました。皆から綺麗だとほめられると、首にレースのスカーフとネックレスが足りないのよといいながら、真っ赤な靴を履いて病棟内を散歩するのでした。（長谷川美津子「イギリスでの入院付き添い体験記」『看護実践の科学』一九七七年一月号より）

老人ホームではなく病院でのお話です。可愛い老夫人の微笑ましい様子が目に浮かびます。

（2）コミュニケーションを図る

コミュニケーションは、「それによって人間関係が成立し発達するメカニズム」（C・

H・クーレイ *Social Organization*, Schocken Books, 1909. 内川芳美ほか編『講座 現代の社会とコミュニケーション 1 基礎理論』東大出版会、一九七三年)といいます。人間は、ただ生坤的な生存を保つだけではなく、社会での関係性のなかで人間となるといえるのは、オオカミ少女カマラとアマラの逸話からも納得できます。

一九一三年に狼の群れから救い出された時、カマラは七歳、アマラは一歳半くらいだったと言いますが、孤児院で献身的な世話を受けたにもかかわらず、夜行性の狼の習性から抜けきれずアマラは三歳で死にました。姉のカマラは、しゃべることのできることばは四〜五語までで、ついに人間社会に適応できずに一七歳で死んでしまいました。人間社会の赤ちゃんが、母親をはじめ多くの大人や年上の子どもたちのスキンシップのもとで、連日ことばのシャワーを浴びて大きくなり人間の子として育つ所以が理解できます。

社会のなかのコミュニケーションの手段として最も中心的な位置を占めるのはことばです。直立二足歩行を獲得した人間の祖先が、開放された手を用いて労働を始め、その発達とともに複数の人々や集団のなかでお互い同士が、感情や考えたことを交流するために、意思疎通を図る手段として生まれたのがことばの始まりですが、そのことばが思考の発達を促し、ほかの動物には見られない高度な精神活動を営むようになりました。

ことばの生理

ことばの中枢は大脳新皮質の言語野にあり、何を言いたいか、どのような単語を用いるかを決めて発語器官に指示を出します。発語器官は、呼吸器と発声器と構音器からなり、呼気流により音を発するエネルギーを供給して声帯を振動させて声を発します。舌や軟口蓋、下顎、口唇が母音や子音を連動させて言葉を発するというわけです。

ことばの習得過程

生後間もなくの乳児は、反射的に泣くという声で不快感や空腹感を訴えます。二か月も過ぎれば無意味な喃語《なんご》が始まりそれが約一年間続きますが、この間、自分の発音を聞きながら耳から口への条件づけを行います。こうして自分の発する音の再生を覚えながら、周囲の人たちの語りとリズムを模倣してことばを覚えていきます。その発達は、自分の欲求をそばにいて満たしてくれる身近な人（とくに母親）の唇の動きや音、それと同時に注がれる自分への関心ややさしい表情やスキンシップとともに進んで行くといってもよいでしょう。

一方通行的なコミュニケーション

けれども、ことばが話せるからといって誰とでも人間関係を保てるとは限りません。とりわけ現代社会では、テレビをはじめ多くのマスメディアが過剰なほどの情報を発信しますが、それらはほとんど一方通行で、発信元と受信者の交流が図れているわけではありません。むしろ、ＩＴ化の進行は人間と人間との関係を希薄にしたきらいがあります。店頭での売り手と買い手のやり取りを抜きにしたレジのみでの対応や、お金さえ出せば商品がポンと飛び出す自動販売機など、ほとんどコミュニケーション不在の社会の影響は、知らず知らず家庭のなかにも忍び寄っているのではないでしょうか。友人同士ではおしゃべりができても隣人に挨拶のできない子どもたちが増えているようです。

すべての知覚の総動員

幼い子は何でも口に入れてしまいますが、なめることによって物の判別の学習をします。また、他人とのコミュニケーションの手段は、ことばだけではありません。驚きや怒りや喜びなどの感情も表情やしぐさによって表現できますし、ことばが通じなくても握手やハグをすることで親愛感を表すこともできます。ある難病の患者さんは、瞬きだけで妻との会話を上手にしていました。その場合、相手の言いたいことが何かについて集中して読み取る聞き手の感性が非常に求められます。

ことばによる会話の場合でも、一人ひとりの心のありようは多彩ですし、何を言いたいのか訴えているのかをその人の立場で考えながら真摯に聞くことはとても大切です。とはいえ、聞き手の価値観を交えずに相手の言いたいことを正しく聞くことはとても難しいことではあります。

(3) 趣味と学習

一人の人の一日の生活は、個人差はあるにしても労働(学習)と休養とそしてレクリエーションが加わって循環しています。適度な睡眠や栄養は疲労を回復させますが、現代人にとっては、種々の娯楽や趣味の時間の充実によって、明日の仕事へのウォーミングアップが図られます。高度経済成長期には消費生活水準を高める希求が強く、休日の過ごし方にしても、疲労の回復とストレス発散のための休養志向型でした。

しかし、労働時間の短縮や週休二日制、電化による家事の合理化などが人々の生活そのものを変えました。趣味を活かしたり、人間らしい生活を求めて種々の学習をすることに時間を使う余裕が生まれてきたとも言えましょう。また、高齢化ということは、寿命とともに、仕事をリタイアしたり子育てを終えたりした後の時間が延長するということです。ただ生きながらえるだけではなく、生活の質を高めながら精神的にも充実して生きていくためには、趣味や学習を生活のなかに位置づけることはとても大切なことになります。

個別性を尊重する

自宅にいながらできることから、登山やスポーツのように一定の体力がないとできないことまで、趣味の種類も範囲も実に多様です。その道の専門家の指導を受けて学ぶうちに、上達して教えることができるレベルになったりもします。介護保険の普及によって老人福祉施設等でも「レク」と称する時間が設けられています。折り紙を折ったり歌やゲームをするなど、どちらかと言えば相互交流の場として集団的に行うことが多いようですが、書や作歌、生け花、手芸など、高齢者の個々の秀でた能力を活かす場として、また、学び合う機会をつくることも大切だと思います。

(4)誰かの役に立つ存在

「自己実現」と言う言葉がありますが、社会的存在である人間は、自分の能力や適性を活かせる仕事、没頭できる趣味や社会活動のなかでその欲求が満たされると言います。その意味で人間にとって労働は、まさに自己実現の最高の手段であると言えますが、あまりにも機械化された環境や能率のみが追求されるような職場では、次第に自己実現がおぼつかなくなっているようにも見えます。

また、昨今の家庭では、子どもにお手伝いをさせる機会が少ないとも聞いていますが、その子の発達過程に応じた役割を与えて、それがうまくいったときに褒めることで、その子の自己実現は達成できます。そうした〝役に立つ存在〟として自覚が得られるような場面を意識的にしつらえることも、家庭における親の役割でもあると思います。

片麻痺《かたまひ》で起居動作不自由の高齢者であっても、同居する家族にできるだけ迷惑をかけたくないと思い、できれば何か役に立ちたいと願います。「おばあちゃん、お味みて！」と、孫が差し出す小皿のスープを一口すすり、「濃い、薄い」と意見を述べることで、その日の夕食作りに一役参加できます。片手でエンドウ豆のさや剝きを手伝ってもらったり、夕食の餃子の皮を一緒に包んでもらって、少々仕上がりが下手でも、笑いながら感謝の言葉を発することで、その高齢者は役に立っている存在として生きている喜びを実感することになるでしょう。

では、すべてのことが自分でできない病人や高齢者の場合はどうでしょうか。私は、その人がそこに生きて存在しているそのことが、周囲の人々や家族にとって意味があるということを、言葉やしぐさやまなざしで伝えることがとても大切だと思っています。

（5）ごくありふれた営みを支障なく行うこと

人間の日常的で習慣的な営みについて述べて来ましたが、これらの営みのどれをとってみても、ごくありふれた営みです。これらは、国や民族の違い、年齢や性差を超えて誰もが生きて行く上で欠かせない営みで、幼い頃からその家族や家庭のやり方で、自身の身につけた習慣（セルフケア）となっていることばかりです。それ故に、ふだん健康な時には、あまり意識せずに過ごしているのが普通です。

でも、それらの営みが何らかの理由で一つでもうまくいかないような事態になると、困惑したりふさぎ込んだり、時には苦痛を感じることも多くの人々に共通です。また、それぞれの営みは、優れて生理的な意味合いを持っていますが、そのありようは心理面にも影響しますし、文化や社会面の影響も強く受けます。それとともに、個々の営みは、それぞれが相互に影響しあっています。眠りが不具合だと食事が美味しくなかったり、食べる量が減ると排泄にも支障を来すなどです。

ですから、病気や手術や高齢などで、それらの営みに支障を生じた時に、健康な時のその人が、自分で行っていた方法により近づけて手助けをするのが看護の専門性なのです。しかし、病気になってみないと、年をとってみないと、自分で何不自由なくできていたことの尊さを自覚できにくいことも事実です。そうしたことが、看護という仕事への社会の正しい認識を妨げている要因の一つになっているようにも思われます。

3　医学・医療の現実のなかで

(1)救命と延命

紀元前のヒポクラテス(「医聖」と崇められるギリシャの医師、紀元前四六六―三七七年)の時代から、生命を救うことをモチーフとして歩んできたのが医学・医療でした。また、古来から人々の強い願いは寿命の延長でもありましたから、二〇世紀に入ってからの目くるめくような医学の進歩と医療技術の高度化は、人類にとって大きな喜びであるとも言えます。たとえば、麻酔技術の発達と電解質(電気的に解離する物質、水を含めて生体内の無機イオン)の解明による輸液技術の発達、そして輸血技術の進歩は大きな手術を可能にしましたし、抗生物質の普及によりそれまで避けられなかった感染症が克服されつつあります。最近では、コンピュータを駆使した診断技術の進歩により、かっては致死的とされた病気や異常の早期発見ができるようになっています。医学研究の成果は、医学そのものに貢献したばかりではなく人々の健康増進や予防の知識を広める結果にもなって、平均寿命を著しく延ばし、一〇〇歳まで生きることも夢ではない時代を迎えたといってもよいでしょう。

しかし、手放しで喜んでばかりもいられません。疾病構造の変化ということばがあるように、急性感染症に代わって登場した三大死因でもある、脳卒中、心臓病、がん、に対する決定的な治療法は未だないといってよいのです。高度医療技術の進歩といっても、それは「治療技術の進歩ではなく診断技術の進歩である」という考え方はそれなりに理解できると思います。これからも、遺伝子組み換え技術やゲノムタンパク質の解析などの成果などにより診断技術はまだまだ進歩し続けることでしょう。

何よりも、高度医療技術の進歩の陰で新しいいのちのありようが問われています。それは、後に述べるように、救命はされたものの周囲からの呼びかけにも反応しない遷延性意識障害（何らかの脳損傷により昏睡状態から開眼できる状態にまで回復したものの、周囲との意思疎通を完全に喪失した患者の示す症候群で、栄養補給、褥瘡《じょくそう》予防処置など適切な看護により、数年から十数年生存できる）とか、植物状態（遷延性意識障害と同様の状態）といわれる患者さんのことです。月単位、年単位でそうした状態が続くと、見守る家族が疲れ切ってしまう場合も少なくありません。一方、医療経済面から、このような患者さんを長期間入院させておくことは、回復見込みのある患者さんのベッドを占有することになるといった批判があることも事実です。また、限りある生命を、臓器の再生や遺伝子操作などの技術進歩によって、長引かせることに対する倫理的な立場からの意見もあります。

そうした疑問や批判の声に耳を傾けながらも、生きるいのちを人為的に操作する危険をもたらしはしないかという心配も一方で生じます。技術の進歩と人間のいのちの相克を自分のこととして受け止め、新しい生命観につないで行くことが求められていると言えましょう。特に人間の生き死にの場面に、誰よりも多く出会う看護師としては真剣に考えざるを得ません。とりわけ看護は、いつでも具体的なその人の生に向き合う立場にいます。抽象的な概念や哲学的な論理だけでは目の前の患者さんのこれからをどう支えるかという指針にはなり得ないのです。恐らくこれからも、個々の場面でその人の生に真摯に向き合いながら思い悩みつつ歩んでいくことになるでしょう。

(2)医学の進歩がもたらした人間の細分化

医学が高度化するにつれて医師たちの専門性がより小刻みに分化していくのは、科学という視点から見れば当然のことだと思います。医学の主流は、病気という現象を生み出す要因を、さまざまな角度から分析してその根本を叩くという科学的な方法論によっています。そうした手法によってこれまで多くの疾患を克服してきたことは事実であり、こうして多くの医師の目は、人間よりも臓器の異常に向いてきたのでした。

ただ、進歩した技術システムのなかに取り込まれた医師たちは、今さら後戻りができない状況にあるともいえます。ある脳外科の医師が、「脳外科の専門医は、脳の病巣を顕微鏡下ですくいとるのが本務であって、患者や家族に病状を説明するような仕事は雑用だ」と、公の場で話したのを直接耳にしたことがあります。医療が医師中心であまりにも閉鎖的であったことの反省からも、患者の人権尊重や情報の公開という視点から、インフォームド・コンセント(説明と承諾)という考え方が広まってきたというのに、最先端の専門医がそのような考え方をいまだにされていることに、医師の最も身近な存在である看護師として驚きを超えた思いがありました。つまり、その医師にとっては脳の病巣だけが相手で、病巣を持った患者さんの思いや、手術の成り行きを心配する家族の心理などに思いが至らないのでした。柳田邦男氏は、このような状態を「技術の落とし穴」といい、人間が技術に支配されていると述べています。

4 死の瞬間までその人らしく

(1)生命の積極的肯定という考え方

医学の進歩と高度化した医療技術によって、これまで決して助からないとされていた人々が多く救われるようになりました。平均寿命もかつてなく延びて、一〇〇歳を超えるお年寄りの数も増え続けています。このように、多くの人々のいのちが助かり寿命が延びることは、長年の人類の悲願でもありましたし、日本では古くから、還暦、古希、喜寿、傘寿、米寿、卒寿、白寿など、加齢の節目ごとに長寿を祝って来ました。それなのに何故いま、双手を上げて高齢社会の到来を喜べないのでしょうか。高齢者自身も長生きすることが憚られるような風潮さえあります。恐らく、世界でも類を見ないほどのスピードでやってきた高齢社会への戸惑いに加えて、社会全体のしくみがそのテンポについていけないことがあると思います。たとえば、ますます増加の一途をたどる医療費に占める高齢者医療の割合の大きさを、若い世代の負担感につなぐような流れがつくられたこと、制度はあっても未だ家族が主流にならざるを得ない介護の現実の問題も抜きにはできません。

若い時代に自分の老いた姿をイメージすることはできなくても、年を重ねるにつれて誰の身にも老いは必ず訪れるのです。人間として「生まれて生きてよかった」人生を全うしたいと願うのは至極当然のことでもありましょう。

私の手元に、人がそこに生きていることの社会的な意味について深く考えさせられた新聞の切り抜きがあります。もう三〇年以上前のものですが、「編集者への手紙」という欄に掲載されていたもので、埼玉県に在住する三一歳の主婦が書いたものです（原田牧子「ある脳外科病棟での体験」『毎日新聞』一九七八年一一月四日）。

要約しますと、六歳の長女の入院に付き添った機会に出会ったことを、「私は人生の見方さえ変えてしまう経験をした」といい、「それは、となりのベッドのいわば〝植物状態〟の女性であった。ご主人が傍らで見ていても頭の下がるほど手厚い看護をしていて、毎朝、もの言わぬ妻の耳のそばで名前を呼び、それから出勤して行くのだった。ある時彼は私に、『何の反応がなくても病院に行けば妻に逢えると思うと張りが出る。生きているって素晴らしいですね』と言った。私はハッとした。安楽死とか尊厳死とか言われる昨今、人としての生き方を考えずにはいられなかった」というものでした。

現代医療の進歩の陰には、この女性のように生命を救われた後にまったく意識が回復しないまま、長い期間をベッド上で過ごす患者さんの姿は珍しくありません。恐らくこの女性の場合も社会復帰への道はほとんど閉ざされているといってもよいでしょう。でも、彼女がこの病院のベッド上で生きていることが、一人の男性（夫）の生きる張り合いになっていたのでした。それればかりか、この夫の言葉を通して語られた生きている妻の存在の意味が、手紙を書いた主婦の人生観をくつがえし、投稿した新聞の編集長の心を動かしたのです。この手紙に共感した何人かの読者のなかの一人でもあった私は、その読後感を通じて多くの看護師や看護学生たちに、人間の生きる意味と価値について語ってきました。

病室の片隅のベッド上で外界からの刺激にも愛する人の声にも反応せず、ただ生きているだけの存在のように見える彼女ですが、その彼女を支え見守る夫から発信された〝生きていることの素晴らしさ〟は傾聴にあたいします。たとえ植物状態になってさえも、人間は生きている限り誰かに影響を与え得る社会的な存在であることを教えているのですから。

次は、交通事故で「もう脳は死んでいます。たとえいのちは助かっても意識は戻らない」と医師に宣告されたメイコさん(一九歳)の場合です。彼女は看護短期大学の学生でした。病院のＩＣＵ(集中治療室)に搬送されたとき、まばたき一つせず口からは蟹のように泡を吹き出していたといいます。病院に駆けつけた母親は、「今、死んだほうがメイコにとって幸せではないだろうか」との思いの一方で、「助かるものなら親のいのちと引きかえにしても助けたい」と揺れ動く気持ちを抑えながら、どんな小さな変化も見逃すまいと見守り続けていました。ある日、仕事の帰りに立ち寄った父親の声に微かに反応した娘の涙を見て、「娘は助かる」との思いを強くしたといいます。そこで、いのちの危機から一応脱出してなお、意識の戻らない娘の脳を刺激するために、一方的に話しかけながら熱湯に浸したタオルで一日三回もからだを拭き、そのつど手足を曲げ伸ばし手首足首をぐるぐる回し、一時間ごとにからだの向きを変えるなどし続けました。こうした母の一念とも思われる手厚いケアで、四五日目には意識が回復し、その後サインペンで文字を書き、気管切開孔を指で塞いで発音し家族とのコミュニケーションができるようになり、とうとう歩いて退院する状態にまでこぎ着けたのでした（望月春江『生きるってすばらしいね――植物状態からの脱出』日本看護協会出版会、一九八一年）。

娘の可能性を信じながら祈りをこめてさすった母の思いとともに、メイコさん自身の生きる力の強さを感じないわけにはいきません。医師の宣告に左右されて早々と、もう駄目と諦めるのではなく、最後までその人のいのちの可能性を信じてケアをすることの大切さを教えられたのでした。数年後、メイコさんのその後を訪ねた「東京看護学セミナー」の看護師らが目にしたのは、地方の小都市でバリアフリーに改築した家で、家族とともに静かに暮らす姿でした。松葉杖を必要としながらも、読書をしたり母の家事手伝いをしたりする彼女の様子を目の当たりにして、人間のいのちの可能性への信頼を決して捨ててはならないと、口々に語る看護師らでした。

また、「先生から「もう駄目です」「あと何か月です」と宣告されても、ひょっとしたら、明日この病気を治す特効薬が生まれるかも知れないでしょう。だから、今日一日がとても大切なの」と語った若い母親のことばを忘れることはできません。彼女の愛児尚ちゃんは、再生不良性貧血で度重なる出血のつど入院を繰り返していました。母の願いも空しく尚ちゃんの幼いいのちは尽きましたが、この母親のことばはそれ以来ずっと強く私のなかに生きていて、どんなに重症であっても目の前のその人のいのちへの希望を決して捨ててはならないことを思い出させます。

このように長年の看護師体験のなかで出会った多くの人々の生きる姿から、学んだことは、看護の立場からの、その人のいのちへの向き合い方については、無条件でこれを肯定するということに尽きます。したがって、この世に生まれた人間は、やがていつかは死ぬこと（生命過程での死の必然性）を認めたうえでなお、〝生命の積極的肯定〟の立場を堅持したいと願っています。

しかし、現実の医療現場でその思想を貫くには多くの困難があることも承知していま
す。いのちを救う手段があまりにも進歩したために、ただ延命を図ること自体が医療経済面から見て無駄であると指摘する人もいます。また、哲学的な意味から限りある寿命を人工的に延長することへの疑義もあります。しかし、だからといって、いのちの可能性に目を閉じるわけにはいかないのです。

一般社会に目を向けても、その尊さを口にしながら大切にされないいのちの行方に心を痛めない訳にはいきません。少子化対策といいながら、もし生まれていたら約二〇万を超えるいのちが、一年のあいだに人工妊娠中絶によって絶たれている現実があります（厚生労働省統計情報部「衛生行政報告例二〇一二」）。自殺者数は先進諸国のなかで最も多く、事故や事件での不慮の死、幼い子どもや老親への虐待などによって脅かされるいのちもあります。幼い頃からいのちの大切さ尊さをきちんと伝えていかなければならないと思います。

（2）看護の視点から見る安楽死・尊厳死

苦痛緩和の手だてこそ

看護師という職業は、人間の胎生期、そして誕生から成長過程のあらゆる段階で起きる大きなイベント――生・病・老・死――のあらゆる場面に多く関わります。とりわけ終末期から死に至る過程を見守りケアをする看護師として、また、〝死〟の瞬間に立ち合う機会の多い職業柄、自らの生命観を問われる機会が少なくないことは前にも述べたとおりです。ですから〝この人〟の〝このいのち〟に向き合って、「これでよかったのかしら」「もっとよい方法はなかったかしら」と迷い、葛藤に揺れ動く毎日であるといってもよく、これまでにも、医師の治療方針と病人の状態や家族の気持ちなどの間で、答えの出しにくい局面にしばしば出会って看護師自身も悩んできたのでした。

人間は誰でも、さまざまな心配や不安を持ちながら生きています。記憶に残らないような些細な心配から、夜も眠れないくらい不安な気持に直面することもあります。そうしたなかでも最大の不安が死に対するものであるといいますが、健康で日々充実して仕事や家事、学業等に没頭している時にはあまり意識に上ることなく過ぎるのがふつうでしょう。死の不安が現実のものになるのは、長引く病や予後不良を告げられた時、心身の衰えを自覚し始めた高齢者の場合などではないでしょうか。「死に対する不安は、私たちが何時までもよりよく生きながらえたいという生への限りない執着があるからで、人間だけに備わっている生存欲」(時実利彦『生命の尊厳を求めて』みすず書房、一九七五年)であるといいます。

では、安楽死という考え方はなぜ生まれてきたのでしょうか。安楽死とは、「死期の迫った不治の傷病者に対して死の苦しみから解放するために死なせること」(『大日本百科事典』小学館)を言い、中世の頃から宗教や法律、倫理面などの立場からその是非をめぐる論議が続いてきました。その背景には、末期患者の苦痛緩和に対して無力であった医療の条件が強く影響していると思われます。末期になると、呼吸困難による酸素不足、循環不全、貧血、低栄養、電解質異常などが入り混じり、相互に原因となって悪循環を呈してきます。そして、身のおきどころのない全身のだるさ、吐き気、腹部の張り、食欲不振、尿量の減少、全身の浮腫など、病名にかかわらず末期の共通症状が起きてきます。時にがん末期のような許容の限界を超えた苦痛の場合、「いっそひと思いに死なせて欲しい」と願うのは、〝死〟の中に安楽を求めているのでしょう。

そこで、誰もが死ぬ時は眠るように安らかに死にたい、取り乱すことなく穏やかに、親しい人々に別れを告げたいと願います。また、「ぽっくり死にたい」「苦痛なく死ぬことができれば死は怖くない」と言う場合もあります。しかし、そうした考え方は健康な時のものであって、いざ、死が身近になった時には変わるということを、長年看護師をして来た私は幾度も見てきました。それ故に私は安楽死の考え方には疑問を持っています。安楽死は、その時代の医療の限界ともいうべき苦痛緩和の未発達な状態から生まれてきたとも言えるからです。がん末期の耐えられない痛みを何とか和らげる方法を追求することはあっても、その苦しみから解放するための安楽死に手を貸すことは、看護の範疇ではないと考えています。

尊厳死について

最近話題になっている尊厳死は、苦痛緩和というよりも、高度医療技術の適応をめぐっての生前の意思表明(リビング・ウイル)ということを目ざしています。尊厳死とは

「傷病により「不治かつ末期」になったときに、自分の意志で死にゆく過程を引き延ばすだけに過ぎない延命措置を止めてもらい、人間としての尊厳を保ちながら死を迎えること」(日本尊厳死協会)であるといいます。結果的には自分の意志で死を選ぶということになりましょうか。

協会では、尊厳死の宣言書(リビング・ウイル)改定版を二〇一一年一〇月から用いています。宣言書は以下三つの柱で構成されています。「①私の傷病が、現代の医学では不治の状態であり、既に死が迫っていると診断された場合には、ただ単に死期を引き延ばすためだけの延命措置はお断りいたします。②ただしこの場合、私の苦痛を和らげるためには、麻薬などの適切な使用により十分な緩和医療を行ってください。③私が回復不能な遷延性意識障害(持続的植物状態)に陥った時は生命維持措置を取りやめてください」。そして、これは、本人の意志、判断力が正常な時に、直筆でサインをして協会に登録をしておくことになっています。

たしかに、高度の医療技術を駆使して一命をとりとめたものの、意識が回復しないまま全身をチューブやモニターのライン等につながれたまま生き続ける姿は、日本中の病院や在宅で多く見ることができます。また、本人の意志も確かめずに安易に胃瘻《いろう》(詳細は次章を参照)を造設して栄養物を送り続け、ただ生きているだけの状態の高齢者も増え続けています。そうした生のあり方は本当に人間として意味があるのだろうかといった疑問や批判から、尊厳死への関心が高まってきたと思われます。

長年外科医としてメスを執り、「病気を治すことこそが使命」だと信じて来られた医師が特別養護老人ホームの常勤医になって、「延命至上主義の医療の壁」を乗り越えるために、「これ以上は医療が介入すべきではないという場面があることを医師たちはもっと謙虚に知るべき」と、「自然の寿命に任せた穏やかな死」を提唱されています(石飛幸三『「平穏死」のすすめ――口から食べられなくなったらどうしますか』講談社、二〇一〇年)。

この自然な亡くなり方についての、花の谷診療所(千葉県)の看護師の語りが胸を打ちました。

ああ、こんな風に死ねるのなら、死は怖くないのかなと思えるようになったんです。痛みも思ったほど強く出ない。年をとって身体と精神がともに衰えていけば、人間は自然に死を迎えられるのかなという安堵感を感じています。

といい、

「痛みや呼吸苦を少しでも和らげることができる手、便や尿が気持ちよく出せるようにお手伝いできる手、そして何もできなくても、そばにいて欲しいと思ってもらえる人としての器、これが何よりも大事だと思う」、そして患者さんに対して人間としての向き合い方を含めて緩和ケアの技術を学びたい。（土本亜理子『「花の谷」の人びと——海辺の町のホスピスのある診療所から』シービーアール、二〇〇四年）。

その看護師の職場の上司でもある伊藤真美院長の言葉にも耳を傾けて見ましょう。緩和ケア病棟を開いて四年が過ぎ一〇〇人以上の方を見送っての実感として、「その多くの人が「死ぬまで生きていたい」と望まれていた」「八〇代、九〇代近くになって、仕事をし社会的な活動も十分に行い、子どもにも恵まれ人生をやり通したと思われる高齢の方で、実際にご自身でも「もういつお迎えが来てもいい」「早くお迎えが来ないか」、そうおっしゃっていらした方も、本当に死を受け止めて亡くなっていったかというと、決してそうではないと思うんです。決して笑って旅立たれることは起こらない。みんなこの世に、生きていくことに未練があって色々な思いをされているると感じるのです」

「人間みんな死んで行くのは大変だと思うんです」(同右)と。

その大変な死を迎える患者さんのそばにいて、苦しみを緩和する技を用いて初めて、穏やかな自然の死を迎えることが可能になるのだと思います。人生の最期を看とる看護師として、苦痛緩和を図る技術を開発し、一人でも多くの人が寿命を全うしてその人らしく生きていくことを可能にするための援助こそ看護本来の使命であり、死にゆく人のそばにいて寄り添う人間としての器を拡大する努力をすることが求められているのだと思います。

(3)患者中心の思想

アメニティへの配慮をした建物に近代的な医療機器を備えた病院も増えてきました。しかし、組織が大きくなればなる程、また、医療の機械化が進むほどに効率性に価値をおいた医療になりがちです。看護に目を向けても、入院する患者さん個々の病状はとても多様で、年齢や個別の事情によって看護の必要度も異なるのに、「入院期間の短縮」という診療報酬上クリアしなければならない課題と、複雑になる一方の医療技術の影響を受けて、看護師の一日の仕事量は膨大になっています。その結果、数のうえでの定員数を満たしていても、その日のうちに行わなければならない検査や治療のスケジュールが先立ち、個々の患者さんに必要なケアがおろそかになりがちといった状況が続いています。これまでも、治療のためには少々の不自由やがまんをしてもらうのは当然という考え方は、医療者のなかに根強くありました。しかし、そうした状態が続くとそれが当たり前になってしまって疑問を感じなくなってしまうのは怖いと思います。

また、優れた知識と洞察力をもって治療に臨むと自ら信じている医師たちのなかには、患者に良いことはすべて患者に代わって決めてしまうという傾向が確かにあります。その結果、患者は何も知らされず、あるいは知ろうとはせずに、すべてお医者さま任せにするという姿勢が今もなお続いています。たしかに医療専門職と患者とでは、専門的知識や経験に違いがあって当然です。だからといって、医師の話を受け身になって聞いているだけでは「医師中心の思想」といえます。そうした医療のあり方を反省する意味も込めて、仕事中心ではなく患者その人を尊重する考え方が強まってきたのです。すなわち「患者中心の思想」です。

この考え方を医療や看護の受け手である患者の立場からも考える必要があります。入院する身になって考えると、何よりも入院の原因になった病気や症状を早く治したいという思いが先立ち、その他のことは我慢する風潮も確かにあることでしょう。しかし、その人に最もふさわしい個別の治療方針に添った医療行為を受けることが望ましいことは言うまでもありません。そのためには自分の治療や看護に対して関心を持ち、自分が受ける医療を主体的に選択するために、充分な情報提供を受け、納得のいくまで説明を聞いて同意したうえで、治療を受けるのです。これが「患者中心の医療」と言えます。

看護の立場からは、それまでのその人特有の日々の暮らし方や習慣を、入院により著しく変えないようにしながら療養生活を送ることができるように配慮し、支援するのです。たとえ幼い子どもであっても、それまでの家庭生活の延長としての入院なのです。病気であっても身体不自由でも、私らしく、自分らしく生き、過ごしたいという考え方を尊重しながら医療・治療の必要との折り合いをつけていくことになります。

第三章　看護の原点

――人間らしく生きる条件を整える

《看護とは……すべてを、患者の生命力の消耗《しょうもう》を最小にするように整えること、を意味すべきである。》

人間は、泣いて訴えればほぼ要求が叶えられる乳児期を経て、物心がつく幼児期には、欲しい物をがまんしたり自分の欲求を抑えなければならないことを次第に体験し、あるいは躾けられたりしながら身につけていきます。こうして、それぞれの国や民族背景のもとでの地域や家族の価値観や生活様式に添って暮らしています。ことばを用いて人々とコミュニケーションをとりながら、多様な人間関係のなかで相互に意志の疎通を図ります。

その人間も地球上に住む生物体であり、人間科学の進歩は、個体の生物体としてのメカニズムを解き明かしつつありますが、いのちの重みも人間らしく生きることの価値も決して軽くなってはいないと思います。このいのちをできるだけ健康に保ちながら、病気や障害や高齢になっても人間らしく生きていくことを整えるのが「看護の基礎」です。誰でも人間らしい生活をしたいと願います。しかし、戦争や貧困は、基本的な生命を維持することさえ困難にし、銃弾や飢餓によって生きられない人々の存在もあります。そうした社会的な背景にも目を向けながら、ここでは、個人としての人間が人間らしく生きていくうえでの条件について考えてみましょう。

1　美味しく楽しい食の基本

からだに不具合があったり、心配ごとがあると食欲が湧かなかったり、食べることが苦痛になったりします。ですから、病人や高齢者の方への食事の援助は、看護のなかでもとくに重要なウエイトを占めています。基本的には栄養のバランスや消化吸収能力、そして病気による制限などを配慮するにしても、「美味しく楽しく食べることができる」ようにすることが、その人が持っている回復過程を整える意味からもきわめて大切なのです。

しかし、現在の病院や福祉施設の食事は、最低限の栄養所要量は充たしていても、食欲のない病人や食事の楽しみを求める高齢者にとっては、いろいろと問題があることも事実です。それは、集団給食と費用という点から見て仕方のないことなのでしょうか。

(1)食べ慣れたもの・食べ慣れないもの

食べ慣れたもののおいしさ

旅行などで、上げ膳据え膳のお料理を堪能して帰って来て、わが家のお茶漬けの美味しさを実感することは誰にでも経験があるでしょう。昔からお袋の味というように、病人の場合でもふだんから食べ慣れたものは、懐かしいだけではなく食欲を引き出すことがよくあります。

肺がん末期の患者さんでした。もうほとんど口から食べることができなかったのですが、突然「あけびのステーキが食べたい」と言って都会育ちの妻を困らせました。たまたま同郷の看護師が方々探して手に入れたあけびを、自宅のフライパンで焼き、味噌だれで味つけして持参し、病室の食膳に供しました。その患者さんは涙を流しながら「美味しいなあ」と言って口に運び、お粥にも箸をつけたのでした。

食べ慣れないものへの戸惑い

まだ、私が耳鼻咽喉科外来に勤めていた頃、扁桃摘出術(扁桃炎で発熱を繰り返し、全身への影響が予測される場合に扁桃そのものを摘出する手術。当時は子どもたちへの手術が多かった)で入院してきた子どもたちが、術後一日目の流動食をほとんど摂取していないことに気づき、過去に手術をした約八〇〇人の看護記録を調べたことがあります。それにより、年齢にかかわらず八割前後の子どもたちが、術後一日目に出される重湯や葛湯などの流動食にはほとんど手をつけていないことが明らかになりました。つまり、調理されて給食部門から運ばれてきた流動食のほとんどが口をつけられずに、そのまま捨てられていたというわけです。当時の入院は、付き添いがつかないことになっていましたし、外からの飲食物の持参も禁じられていましたから、子どもたちは、結局何も口にせずに空腹状態であったわけです。でも、のどの手術をした翌日なのだから痛くて飲めないのは当然だろうと、誰もがそう思っていました。

ところが、ある夏の朝のことでした。病棟から耳鼻科に処置に来た少年の、あまりにも元気のない様子に思わず声をかけました。「どうしたの？　元気ないわねえ。朝のお食事ちゃんと食べたの？」「重湯は？　葛湯は？　スープは？」と、流動食の献立を思い浮かべながら訊ねる私に、すべて首を振って否定するのです。ということは、前日の手術前からその日の朝まで何も飲んでいないことになり、元気がないのも無理はありません。「じゃあ、のど渇いているでしょう。麦茶飲んでみる?」と言うと少しにっこりして頷き、のどに新しい傷があるとは思えない様子で麦茶を一気にのみ干してしまいました。その様子に、同じ年頃の子どもを持つ私の頭にピンと浮かんだのは、病院の流動食に供される重湯や葛湯は、子どもたちにとって今やまったく馴染みのない食物なのではないかということでした。

太平洋戦争の敗戦を契機に、日本人の生活様式の急激な変化とともに食生活も変わりました。学校給食の普及も影響して子どもの食事内容や嗜好なども変わっているのに、病院だけが旧態依然の流動食を出していたのでした。子どもにとってはもちろん、その親にとっても重湯や葛湯などはまったく馴染みのない食物であったと思われますが、この流動食献立は、明治期に開院して以来変わっていなかったことを後から知りました。

そこで、医師の了解を得て、看護師たちがポケットマネーを出し合いアイスクリームやヨーグルト、バナナなど、子どもたちの食べ慣れて好きそうなものを、術後の創《きず》の処置の後に別室で勧めたところ、術後一日目の子どもたち誰もが、あっという間にぺろりと平らげてしまったのです。

早速、この試みと先の看護記録の調査結果を併せて、扁桃摘出術後の子どもの食事献立案を栄養科に提言してみました。その結果、新しい献立では、術後一日目からミルクセーキや月見うどんなど、二日目にはミートソーススパゲッティなど、熱量もタンパク質もずっと豊富な食膳を出せるようになり、ほとんどの子どもたちが残さず食べてくれるようになったのです。

(2)きっかけ食

昨今では、中心静脈栄養(末梢の静脈から心臓に近い静脈(中心静脈、上大静脈や下大静脈の心臓に近い部分)まで長い管を挿入し、栄養液を無菌的に注入する方法)や胃瘻《いろう》(腹壁の皮膚から胃の内側まで直接通じた孔で、そこにチューブを挿入して栄養補給をする方法)のためもあってなのか、食欲のない病人を思いやる気持ちも薄れているようです。でも、そのような技術のない時代の看護師たちは、食欲を引き出すためにいろいろな工夫を凝らしていました。たとえば、目の前で夏みかんの皮をむき唾液の分泌を促したり、乾燥した口のねばつきを和らげるとともに食欲を引き出すために、味覚を損なわない番茶で嗽《うがい》をするなどです。その他、懐かしい少量の食物を口にすることで食べるきっかけをつくった経験が語られています。ほんの少しでも何かが口に入るとそれがきっかけになって食欲が出るということから、そのような食物のことを「きっかけ食」と名付けました。

きっかけ食は、ひとすじの素麺であったり、ひと粒のマスカットであったり、時にはひとかけらの氷でよい場合もあります。こうした試みを大切にするのは、人間にとって口から食べることが、生きる意欲に通じることをこれまで多く見てきたことにもよります。

手遅れの乳がんから肺に転移して入院していた木村静子さんは、故郷の母親がつくって送ってくれた梅干しの甘煮がきっかけで、白粥に手をつけることができました。料理研究家の辰巳芳子先生は、父君が脳梗塞で倒れて意識が回復されたのに固形物を召し上がれなくなった時、ガーゼにメロンをくるんでお口に入れてご自分の歯で噛んで頂いたり、時にはステーキをそのようにして肉汁を味わって喜ばれたと話して下さいました。

食物の噛み応えやのどごし、そして香りまでが美味しさの基本になっています。美味しく楽しく食べることを諦めない看護を続けたいものです。少量ずつでも口から食べることが人間の自然の回復過程を整えるだけではなく、生命の終焉を迎えつつある病人にとっての喜びにもなっていることを、多くの闘病記からも知ることができます。

（3）口から食べることの喜び

「栗飯や病人ながら大食らい」「かぶりつく熟柿や鬚をよごしけり」は、俳人正岡子規の病床の句です。『病牀六尺』や『仰臥漫録』にも、食べることは生きることを表す記述を多く見ることができます。

また、遺稿集『病者・花』（小川鼎三・中井準之助編『詩集　病者・花　細川宏遺稿詩集』現代社、一九七八年）の著者細川宏は東京大学解剖学第一講座の助教授の医師でした（終戦後第一回南洋捕鯨船の船医の経験もあります）。数多くの詩の中に胃切除後の患者さんの日常の思いが読みとれますが、「食欲のない口に無理やりものを押しこんでもたちまち起こる激しいダンピングの苦痛」（一一月）と書きながらも、「ありがたいのは飲食物が少量ずつながらそれぞれしみじみうまきこと（但し急ぐと直ぐつっかえたり、もどした

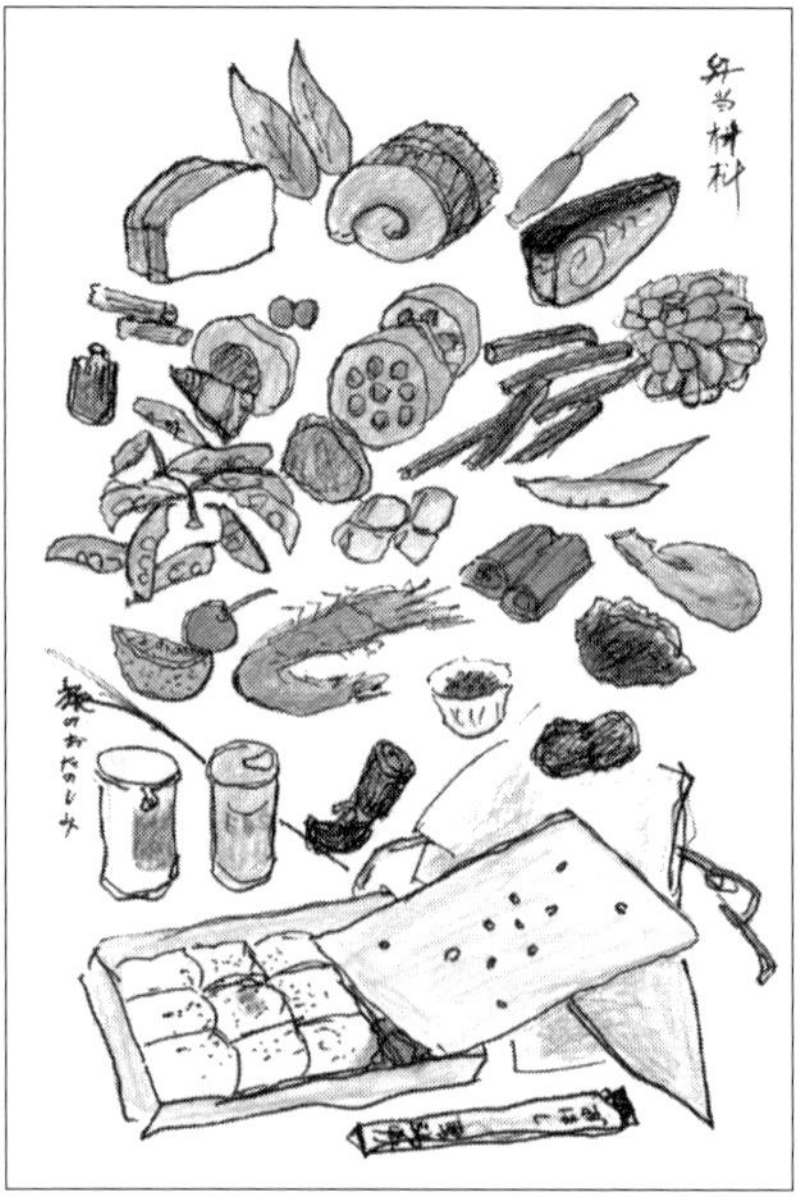

『病床徒然』より

りするので、一口ずつ間をおいて小一時間かけてゆっくり食べる)」(一二月)と書いています。

また、喉頭がんで一〇年余の入退院を繰り返しながら療養した安田武が書き残した『病床徒然』には、放射線治療のためにのどの奥まで爛《ただ》れて食物が何も通らなくなった状態になってから後、かつて食べた記憶のある食物がスケッチブックに描き遺されています。つたゑ夫人によると、ターミナル期(生命の末期)も最終段階に入った頃の様子を「痛みと放射線による疲労、病気の進行による体力の衰えは覆うべくもない。立てなくなる、聞こえない、声も出ない、勿論、からだは動かせない、断念につぐ断念の日々」

であったといい、「十月に入ると、もう経管食すら消化できなくなって、激しい下痢に悩まされる。しかし、気が向けば絵を描き、本を読む――たった半月ほどだったけれど、この半月の日々は安田の心にどれほどのやすらぎをもたらしてくれたか、計り知れないものがある」と述べています（安田武『病床徒然』安田武をイビル会編集・発行、一九八七年）。戦時中のひもじい思いを体験した彼にとって、たとえ楽しみであった「口から食べる」ことができなくなっても、臨終近い日まで食物の絵を描いて味覚の追体験していた姿勢は、人間ならではのものだと思います。

また、『サイレント・ガーデン――滞院報告・キャロティンの祭典』（新潮社、一九九九年）を書いた作曲家武満徹も、入院中に毎日料理のレシピを描き続けたとい

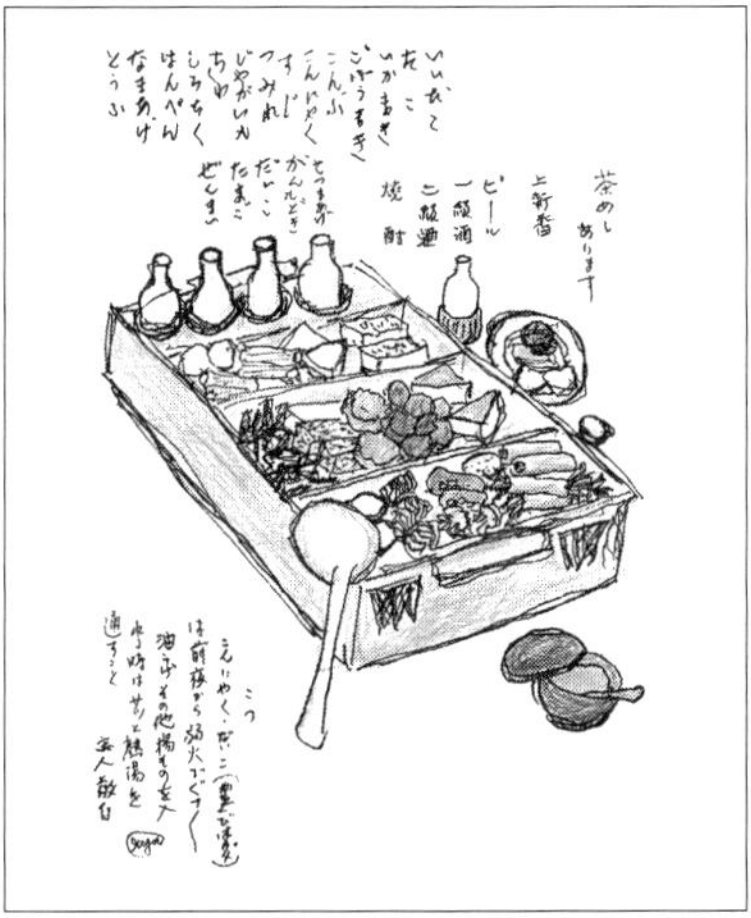

『病床徒然』より

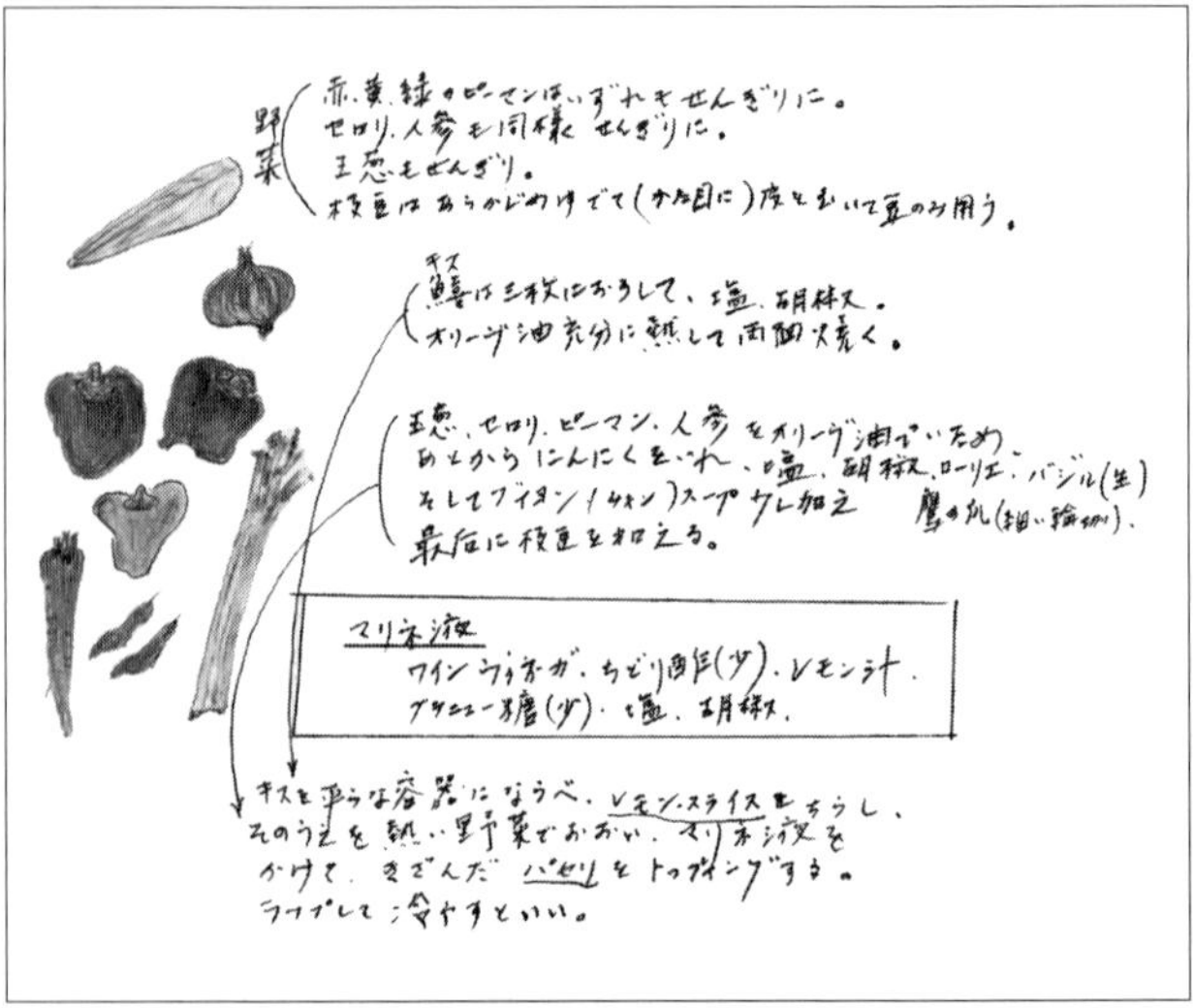

「鱚のマリネ（日本酒・ワインの肴）」のレシピ
（武満徹『サイレント・ガーデン』より）

います。著者直筆のレシピ「キャロティンの祭典」について、「それにしても抗ガン剤を投与されながら、よくも毎日食べ物のこと考えていられたものだと、感心してしまいます。お医者さんたちも驚いていましたよね。普通は副作用で食べ物を見るのも嫌なはずなのに」とは、娘の真樹さんの解説ですが、それぞれユニークな命名がされているレシピは五一にものぼり、リアルなタッチの材料のイラストと詳細な作り方のいずれも自筆によるものです。このようなことが病床にあってもできたのは、「食べることへの欲求、すなわち生への欲求が強かったからなんだ」（同右）とのことばを読むにつけても、ますます医学が進歩してさらに栄養的な合理性のある口以外からの栄養補給方法ができたとしても、人間本来のありようとしての「口から食べること」の意味はいささかも薄れないとの思いを強くします。

（4）胃瘻《いろう》本来の目的

ものを食べるといえば誰でも、口の中に食物を運び味わいながら噛んで飲み込む動作を思い浮かべることでしょう。しかし、むせたりつかえたりする場合には、鼻腔から食道を経由してチューブを胃の中に送り込み栄養補給をする経管栄養は古くから行われていました。ただこの方法では、神経の敏感な鼻やのどの粘膜にチューブが触れて異物感を感じたり、痰が出にくくなり嚥下性肺炎（気道に水分や食物を誤嚥して感染を起こした結果起きる肺炎）を起こしたりするという欠点がありました。

そこで、最近では、内視鏡を使って胃に小さな孔をあけてチューブを胃に固定し、そこから栄養物を送り込む胃瘻《いろう》や中心静脈栄養という方法が普及しています。とくに、胃瘻は、これまでの経管栄養のようにチューブの出し入れをする必要がなく、操作も簡単なので在宅や福祉施設などの高齢者に対して頻繁につくられるようになってきました。たしかに、意識障害や嚥下障害の場合には、安全な栄養補給という面で便利な方法ではありますが、一方、ちょっとむせたり食事に時間がかかる高齢者らに対して安易に胃瘻をつくる風潮をどのように考えるべきでしょうか。

胃瘻本来の目的からすれば、食事ができない人の栄養補給の手段ですから、食欲が出てきて口から食事が摂れるようになれば、すぐに止めて経口摂取に切り替えるべきであると思います。しかし、いったんつくられた胃瘻のほとんどは半永久的にそのままつけっぱなしであることが問題になっています。それは、「口から食べる」という人間本来の喜びを、胃瘻によって奪ってしまっているだけではありません。ご本人の意志を無視して、毎日決まった栄養物を、味わうこともなく送り続けることは、見方によっては暴力ではないかとさえ言われています。

また、中心静脈栄養という栄養補給の方法は、胃に直接栄養物を送るのではなく、大きな手術や重症の患者さんに行われる高濃度の輸液です。高濃度ですのでからだの太い静脈血管に入れる必要があるため、腕ではなく鎖骨の下の太い静脈が選ばれて、そこに針を留置して二四時間継続して点滴を行います。これにより、生命の危機的状態にある患者さんの栄養状態を保つことができるようになりました。一方、こうした栄養補給の方法が発達すればする程、人間本来の口から食べることの意味づけが薄らいできたことも事実です。

胃瘻にしても、中心静脈栄養にしても、人間本来の食事の摂り方ではありません。便利さに流されて安易に、口からの食事を諦める傾向は決して良いこととは思えません。

(5)看護延命

胃がんの末期であった私の友人みえさんの食道はがん細胞に侵されて極端に細くなり、液体もほとんどのどを通らなくなっていました。でも、見舞いに行く度に、「人間って口から食べなければ駄目！　点滴はいのちをつなぐかも知れないけど、力にはならない」と言うのが彼女の口癖でした。そして、「牛乳はね、口に含んで噛むの。そうしているうちにだんだん牛乳が口の中からなくなっていくの」と言いながら、一八〇ミリリットルの牛乳を二時間かけて飲んでいました。

ある日、病室を訪れた私に彼女は、特上のにぎり寿司を買って来て欲しいと言いました。「えっ？　お寿司なんて無理でしょ」「いいから買って来て。わさび抜きにして！」私は半信半疑の思いで言われるままににぎり寿司を求めてきました。彼女は、「紙皿を胸の上に載せて。普通のお皿は重いから」と言い、タネを除いてご飯の部分だけを皿に載せて欲しいと言います。そしてご飯粒を一粒だけ口に入れて目を閉じるのです。その横顔を見ながら毛布の下の痩せさらばえた足をさする私に、数分後「今、何していたかわかる？」「ご飯粒を嚙んでいたのでしょ」「そうなの。口に入れてからお念仏を唱えながら嚙んでいるとね、いつのまにか口の中が空になってしまう。あの牛乳と同じなの。きっと絹糸のように細い管が胃に通じているのね。自分では飲んだという意識がないけど……」。そう言いながらまた次の一粒を口に入れるのでした。彼女のお念仏とは、「この一粒は賢のため……」「この一粒は協子のため」と、夫や子どもたちの名前を交互に唱えながら嚙み続けていたのでした。

この食へのすさまじいまでのこだわりが、末期の彼女のいのちの源になっているように私には思えました。「病人にはわがままを言う権利があるの」ということばは、女流作家の平林たい子のものだと記憶していますが、たしかに、末期になると、今、手に入らないものを急に求めることがよくあります。みえさんの場合も、病院の決まりきった病人食ではあきたらず「オクラを切って納豆まぶして！」とか、「お昼は三分がゆではなく、ロールパンにして！」といった要求をすることもしばしばでした。

みえさんの死後、夫の賢氏は「こうした重症患者の突然の求めに対して、残念ながら今の病院の給食システムでは対応してもらえなかった。それができたのは許されて付き添っていた妹だった。彼女は看護の素人ではあるが、行ったことは看護そのものだったと思う」と言い、「呼吸が停止してから人工呼吸器でおまけの生を生きたのは三〇数時間であったが、彼女の気まぐれともわがままとも言える食べたいものの要求に、素早く応じた妹の才覚によって、妻は数週間は生き延びただろう。これを「看護延命」と呼びたい」と言っています（富沢賢『妻の死に考える　看護本来の使命とは』看護の科学社、一九九〇年）。

2　ベッド上でもさっぱりと――代用入浴

古くから温泉が近くにあったり水資源が豊富であったりした日本では、江戸時代から公衆浴場があり、庶民のあいだでも入浴は親しまれていました。お風呂に入ることは汗を流し垢を落として身体をきれいにすることだけが目的なのではありません。寛いだり疲れを癒やしたりする上でも効果があり、翌日の労働へのエネルギーを再生する機会としても意味があります。入浴の習慣は民族によっても一様ではありませんが、日本では多くの家庭で入浴の習慣が定着しています。住宅事情などによってその回数や入り方には家族差や個人差があるとはいえ、病気や手術で何日もお風呂に入れなかったり頭を洗うことができなかったりすると、気分まで滅入ってしまいます。

浴槽に首まで浸かって手足を伸ばして全身がゆったりとするあの感覚は、単に気持ちが良いというだけではありません。皮膚を通して新陳代謝が高まり、その人自身が持っている治る力を引き出すことにも通じます。食欲を引き出したり、病気と闘う気持ちを高めたりすることにもなります。

そこで、浴室での入浴ができない方に対してもからだをきれいにし、爽快感をもたらす方法があります。一つは、在宅療養の高齢者に対する巡回入浴サービスで行われている方法です。車に積んで運ばれた簡易浴槽を部屋のなかに持ち込み、介護者が全身を洗う方法です。

もう一つの方法は、「ベッドバス」とか「全身清拭《せいしき》」と呼ばれていて、すでに明治時代の看護の本（大関和『実地看護法』東京看護婦会、一九〇七年など）にも記載されていますが、看護を志した学生たちが入学してごく初期の頃に学び、身につける技術の一つです。

病人は、ベッドの上で臥床したまま、バスタオルに包まれた全身を看護師の手に委ねます。看護師は、熱湯に浸して軽くしぼったタオルに泡立てた石けんや入浴剤などをつけて、浴室で行うのと同じように身体の隅々まで丁寧にこすります。石けん分が落ちるまで幾度かタオルを代えて拭いた後に、乾いたバスタオルで水分を拭き取ります。次いで、手のひらで静かに背中のマッサージを行って清拭は終わりますが、これだけでは本当にさっぱりした気分にはなれません。排泄などで最も汚れ易く気になる部分を洗うために差し込み便器を腰の下に差し入れるか、または紙おむつを敷きます。ピッチャーか使用後洗剤の空きボトルなどに微温湯《ぬるまゆ》を入れて、湯の勢いを調節しながら洗うのです。最後に両足を湯に浸してよく洗い、乾いたタオルで拭き取って終了します。この一連の流れで、入浴できない病人でも自分でお風呂に入ったような爽快感が得られるのです。

ただ、こうした方法が、現在では次第に簡略化され、既成のおしぼり二〜三本でそそくさと拭くだけで終わっている状況も病院等ではよく見かけます。また、からだを拭くなどという行為は、看護師が行わなくてもいいのではないかという考え方をする人もいます。しかし、熱湯とタオルと石けんがあれば、苦痛の緩和が図れたり食欲を引き出したり、免疫力を高めるうえでも効果があることは、次章で述べるトシエちゃんの例からも明らかです。

つまり、本来の全身清拭は、タオルに含まれる湯の温度と皮膚表面のストロークを通して得られる循環促進をはじめ、気持ち良さを体感する過程での安楽感など、医薬品に勝るとも劣らない効用があるのです。

3　看護次第の「下の世話」

空腹はある程度がまんできても、排尿や排便をがまんすることには限度があります。生理的欲求といえば尿意や便意をさすくらい、生きて行くうえでも重要な意味を持っているのが排泄行動です。

誰でも、排泄だけは「気持ち良く清潔にさっぱりと済ませたい」と願います。母親たちは子どもの幼い頃からトイレットトレーニングを行い、排泄行動の自立に向かっていろいろ苦労をします。こうして、プライバシーが保たれた空間で一定の様式に添って排泄を行うことを身につけていきます。尿や便の性状や回数などは、その時々の健康状態を知る目安にもなります。また、尿意は気温や精神・心理的な影響などを受けて、間隔が近くなることなどもよく経験することでしょう。ストレスが便秘の原因になったり、食べものの種類や量によっても便の性状や回数が左右されたりします。

ただ、排泄に関する問題は、生理的な必要からだけでは割り切れない感情があることも事実です。ごく幼い頃は、ウンコやおしっこのことを話題にする時期もありますが、成長するにつれて羞恥心が芽生え、文化の影響を受けて排泄器や排泄行動、排泄物に関する話題はタブー視するようになります。たしかに、生きている以上は欠かせない排泄行動や、その結果としての便や尿ですが、排泄物は決して美しくないうえ、悪臭の要因や感染源にもなるわけですから、そのことが話題にしたり正しい知識を得ることを遅らせてきた面もあります。

それ故に、出産後の女性の三～四人に一人が経験したことのある尿失禁について、フランクに語り合う機会はまずないといってもよいでしょう。また、病気や手術に際してもできればオムツやチューブからではなく自分の意志で自然な排尿・排便を行いたいと願うのはごく自然なことです。高齢で身の回りのことが自由にできなくなって誰かの手を借りなければならなくなった時のことを思うと、気兼ねや羞恥心で不安が募るのは当然のことでもあります。

三回も死ぬんやで

「あのなあ、年寄りちゅうもんは三度死ぬんやでぇ」と、介護福祉施設に入所した八〇歳の安代さん。

彼女は、夫亡き後、一人で暮らしていましたが、住み慣れた家から施設に入ることは本意ではありませんでした。でも、だんだんからだが不自由になって、近くに住む若い者に迷惑をかけてはならないと、死ぬ思いで施設に入ることを決意したのだと話しました。そして二度目の死は「お下の始末があかんようになってオムツを当てられた時」に来ると言います。「年をとりますとなあ、お小水が近うなりますやろ。からだが不自由で仕方なく看護師さんや介護士さんにたのみますとなあ、「さっきしたばかりやないか、もう少しがまんできへんやろか」と、こともなげに言われますのや。もし、もれたらどうもなりまへんやろ。そいで、懲りずに幾度もお願いしますの。そしたら今度はおしめを当てられますのやで。この時年寄りは二度目に死にますのんや」と。続けて「三度目はなあ、いよいよお迎えの時ですねん。そやから、最初から三回までは覚悟しなあきまへんで」。

しかし、そのことばの後で「そいでもなあ、やさしい看護師さんもいてますのや」と、便秘状態で下剤を飲んでもなお、下腹部が張って苦しくてたまらない時に、摘便でこれを和らげた看護師とのやりとりを話しました。「その看護師さんはなあ、自分の指で便を掻き出してくれはった。もったいのうて涙がでましたのや。人のおしりに指突っ込んでお通じを出すなど、看護師さんのほかに誰がようしますやろ。本当に頭が下がりました」と、その後の爽快感を〝生き返った感じがした〟と語りました。

このように、自分で動けない病人や高齢者にとって、他人に依存しなければならない排泄の世話の如何は、人間らしさを守るぎりぎりの砦でさえあり、当人の気持ちからすれば、そのお世話次第で生命を左右するとも言えることがわかります。

下の世話にまつわる病人の気持ち

吉田恵子さんは、臨床経験を積んだ看護師として師長として、また看護教員として働いてきましたが、ある年に多発性骨髄腫と診断されて、通院と入院加療を繰り返すなか、自身の療養体験を書き残して亡くなりました。そのなかに、麻痺のある患者の排泄援助に関して次のようなことばを残しています。

ふつう患者は誰でも、自分のことは自分でしたいと願う。排泄行為に関しても、寝衣の裾を上げたり、ショーツを下ろしたりできるようなら、看護師にも家族にも手をだしてほしくないし、見られたくない。だからといって放っておくのではなしに、手助けして貰わなければならない部分はきちんと助けて欲しいのです。（吉田恵子・川島みどり『ベッドサイドからケアの質を問う――看護婦が患者になって』看護の科学社、二〇〇八年）

これは、病人や高齢者の思い、つまり、できるだけ人の世話になりたくない、だけど、必要な時にはさっと手を出して助けて欲しいという願いです。

その人が必要な時にさりげなく手際のよいケアが提供できるまでには、かなりの習熟を必要としますが、何よりもこれを頼まざるを得ない病人の気持ちに添った援助が求められます。

頻繁な便意のある患者さんとのやりとり

回盲部がんの再発で入院し、腸閉塞を防ぐ目的で出されている下剤内服中のため、頻繁な下痢で三〇分ごとにナースコールをする多床室（いわゆる大部屋）の女性患者、好本みちさん（六四歳）と看護師とのやりとりです。

「またなのよ、ごめんなさい」。

「いいですよ。この舞台はよく幕の閉まる舞台ですね」と言って荒木久恵看護師は、隣りのベッドとのあいだのカーテンを引きました。みちさんは目を輝かせて、「そうね、まるで〝ちあきなおみ〟ね」と。「だったらよくなったら歌って聞かせて下さい」と、隣りのベッドの患者さんも話に加わり周囲の空気が明るくなりました。

また、三五歳で、胃がんの再発で入院した女性の場合です。やはり、下痢が頻繁でおむつや当て物を汚していました。始末をする看護師に、「こんなに何度も出ていいのかしら、悪いわね何度も」と。すると看護師は「何度もおしりを拭いていると疲れるでしょ?」「そうなのよ、しょっちゅうで悪いわ」「あら、止まって出ない苦しさよりも、多少おしりがただれてもちゃんと出てくれた方がいいじゃないですか。みんなでいつもそう話しているのですよ」「そうお、止まるよりいいわね」。

ともに、ベッド上で頻繁な下痢をし手助けを頼まざるを得ない状態に当惑し、遠慮している患者さんの気持ちを、看護師のさりげない会話やユーモアが和らげている場面です。

排泄は、生きている以上当然な営みの一つですから、その世話は重要な看護の役割であることには違いありません。でも、率直にいって、常にそれが快適な仕事であるとは言い難いものがあります。それだけに、その世話の過程での言葉が、患者さんを傷つけたり二度と頼みたくないという思いにさせることも、残念ながら起きています。下の世話は看護においても永遠の課題であるとも言えましょう。

＊

ここでは、人間が人間らしく生きていくうえで欠かせない営みのうちから、「食べること」「からだをきれいにさっぱりとすること」そして人間の尊厳の最後の砦ともいえる「下の世話」について述べました。これらはいずれも看護の原点といえるもので、生命の維持にとっても欠かせないケアでもあります。とりわけ、病気や手術や高齢のために、このような営みを自分の意志で行えない場合の苦しみや戸惑う思いに寄り添いながら、その人自身がかつて一人で行っていたときの状態にできるだけ近づけた援助をすることが、看護の原点であるのです。

第四章　看護の可能性

——治る力を引き出す

《すべての病気は、その経過のどの時期をとっても、程度の差こそあれ、その性質は回復過程〔reparative process〕であって、必ずしも苦痛をともなうものではないのである。》

看護師として、現代医学のめざましい成果を目のあたりにする一方で、その到達点をもってしてもなお、回復不能と予測された人々の存在や状態にも多く出会います。でも、そうした人々が、周囲の予測に反してその方の本来持っている生命力を発揮して快方に向かい、社会復帰を成し遂げるようなプロセスに立ち会うこともしばしばあります。当のご本人はもとより周囲で見守り続けた人々とともに、人間の生命力の強さへの驚きと喜びを共有できるのも看護師ならではのものでありましょう。

1　自然治癒力を高めるケア

「すべての病気は回復過程である」とは、一九世紀のフローレンス・ナイチンゲールのことばですが、彼女は、「(病気の)経過のどの時期をとっても、程度の差こそあれ、その性質は回復過程であって、必ずしも苦痛をともなうものではない」と言い、病気とは「毒されたり〔poisoning〕衰《おとろ》えたり〔decay〕する過程を癒《いや》そうとする自然の努力の現われ」であると述べています（前掲『看護覚え書』）。そして、その自然の回復過程を整えることが看護であると言いました。風邪を引いたりお腹をこわしたりしても、医師の診察を受けたり薬を飲んだりすることなく自然に治ってしまうことは誰もがよく体験することです。

その少女の名前はトシエちゃん。脊髄の悪性腫瘍で衰弱が激しく、手術を希望して地方の病院から転院してきたのですが重症でもう末期状態でした。背中の大きな腫瘍のために仰向けに休むことができないため、からだを横向きにして寝かせましたが、土気色のしわだらけの顔はまるで老婆のようでした。「痛いよう」「だるいよう」と、か細い声でうめく彼女に対して、当時まだ新人だった私は、掛け物の下に手を差し入れてだるい足をさすることとしか思い浮かびませんでした。ところが、差し入れた私の手に触れた少女の足の表面は、思わず手を引っ込めたくなるような感触だったのです。まるで人きな魚のうろこを逆撫でするかのような感じに加えて、何とも言えない悪臭が鼻をつきます。掛け物を外して目をこらしてよく見ると、これまで見たこともない垢の層が少女の足をおおっていたのでした。悪臭は、手術を求めて病院を転々としている間、お風呂に入れず、からだを拭いてもらったこともない少女からのもののようでした。

未熟な新人ではありましたが、学生時代の実習でベッド上での全身清拭は、幾度も幾度も体験していましたからお手のもの。早速、洗面器に熱いお湯を入れて持ってきたのでしたが、少女の状態はかなり悪く脈拍も触れにくくなっていました。このまま清拭を強行したら症状が悪化することは、新人の私にも予測できましたので、清拭は中止し、足だけを洗うことにしました。丁度よい湯加減にして片足ずつ湯に浸して洗いました。両足を洗い終えると、両手いっぱいの垢が掬い取れ、まるでソックスを脱がしたかのように真っ白な足首が見えてきました。こうして、毎日注意深く少しずつ、からだの部分をわけて拭き、一週間目の朝には大きな腫瘍のまわりをガーゼでそっと拭いて全身をきれいにしたのでした。

その翌朝のことでした。すっかり全身がきれいになってまるで別人のようになったトシエちゃんが、ほっぺをほんのりピンク色に染めてにっこりしながら私に向かって言いました。「看護婦さん、おなかが空いた」と。私は夢中で配膳室に走り、戸棚のなかに残っていた手術予定の子どものご飯を大匙二杯分もらってお粥を作り、冷蔵庫の卵を借用してお粥に落とし、彼女の許に行きました。スプーンで差し出す卵粥を「美味しい！」といって目を閉じて飲み込む少女。当時はまだ点滴注射のない時代でしたので、ビタミン剤の入った二〇％のブドウ糖二〇ミリリットルだけがそれまでの彼女の食事だったのです。その彼女が卵粥を食べてくれたのです。さらに驚いたことに、数えるのも難しいほど弱かった脈が、ふつうの強さに戻りリズミカルに打っているではありませんか。わけがわからないまま私の心も弾んでいました。

医師や上司に報告しても「ああそうか」といった反応しかありませんでしたし、その頃は、戦後の紙不足の影響で看護学の教科書も参考書もまだない時代でしたから、なぜ彼女の脈が良くなって元気になったのか、なぜ食欲まで出て来たのかわからないままでした。その時のトシエちゃんは、今でいうターミナル期の状態であり、入院時には口をきくのも億劫《おっくう》なほどでしたが、その後三か月くらいを九歳の女の子らしく病室で過ごすことができました。結局のところ手術はできませんでしたが、熱湯に浸してしぼったタオルと石けんでからだを拭いたことが、一時的でしたが彼女の生命を救い食欲まで引き出したのです。あの時、もし、そのままにしていたらトシエちゃんの生命は数日で尽きていたことでしょう。なぜ、何が起きたのか、ヒントは、その一七年後に翻訳紹介されたナイチンゲールの『看護覚え書』(第一刷、小玉香津子訳、現代社、一九六八年)のなかにありました。

「安楽とかいうものは、それまでそのひとの生命力を圧迫していたあるものがとり除かれて生命がふたたび生き生きと動き出した徴候」ということばを目にした時、私の記憶にインプットされていた小児病棟新人看護師時代の清拭の場面とトシエちゃんの反応が飛び出してきたのでした。「そうなんだ、あの時のトシエちゃんのいのちを脅かしていたのは、背中の大きな腫瘍以上に全身を覆っていた垢だったのだ」と、まさに目からうろこの状態で繰り返し読んだのを今でも憶えています。こうして、看護師になりたての頃のこの経験が、今日に続く「看護の力」への確信の強いきっかけとなりました。

その後、看護の受け手にとって安楽な状態を目ざすことは、救命(生命の安全)にも通じるもので、この二つ、すなわち安全と安楽が看護技術の重要な柱になるとの確信を得ました。そこで、臨床現場で働く看護師たちとの共同学習の場として結成した「東京看護学セミナー」の研究会で、実践例を積み上げながら確かめ、一九七一年には「安全と安楽の二視点より見た看護業務の質的評価」と題する共同論文を発表しました。今では、この「安全」と「安楽」という言葉は、看護の教科書にも掲載される看護実践の基本的な概念として定着しています。

ところで、あのように衰弱していたトシエちゃんが、なぜ、清拭のあとに空腹を訴えたのかについての理解ができたのは、もっと年月を経てからでした。それは、お湯と石けんでからだの隅々まできれいにするこの方法が、お風呂に入った時に感じる「ああ、いい気持ち」状態、つまり、心身ともにリラックスして、自律神経のうちの副交感神経が優位に働いている状態になったことに由来します。この状態は、全身の筋肉は緩み心臓や肺など内臓の働きもゆっくりとしたリズムになりますが、消化器系だけは活発に働くのが特徴です。トシエちゃんもあの時、熱湯に浸して絞ったタオルと石けんで全身を拭われて、さっぱりしただけではなく緊張がほぐれて、きっとゆったりとした感じになって胃液や唾液の分泌が促されたのです。そして、微笑みながら「看護婦さん、おなかが空いた」と訴えたのでした。このように、人間のからだのなかには自分で治る力が潜んでいるのです。病気のあるなしにかかわらず、その人の自然の回復過程を整え治る力を発揮できるように手助けするのが、看護の専門性であるとも言えましょう。

そこで、以下では、その人自身の持っている力を引き出して、苦痛や症状の緩和が図れる幾つかの具体的な方法を紹介しましょう。

2　姿勢が心身の健康を左右する

(1)直立に近い座位がもたらしたこと

地域病院の中核的存在である柳原病院は東京の下町にある小さな病院です。そこに入院した石橋さん(六七歳)のエピソードです。石橋さんは同僚と酒を飲んで別れた後、路上に倒れて頭を強く打ち、救急車で大学病院に運ばれました。幸いいのちは救われましたが意識は戻らず、近くの病院に転送されました。しかし、付き添いが必要だということで個室に入る必要があり、経済的な負担が重いため知り合いのケースワーカーに相談し、個室でも健康保険の範囲で入院できる柳原病院に転送されて来たのでした。

転院して来た時の石橋さんは、最初の入院からずっと仰向けに寝かされたまま約二か月が経っていましたので、背中の何か所かにひどい床ずれができていました。ただれて、ところどころ潰瘍になっていた床ずれはかなり痛みを伴うはずですが、その処置のあいだもずっとうつろな表情の石橋さんでした。でも、時折何かを訴えるような目に気づいた看護師たちは、もしかしたら石橋さんの意識が回復するかもしれないと、積極的に話しかけラジオを聞かせたりしましたが、変化はなかなか起きてきません。血液検査では低タンパク血症ということでしたので、何はともあれ全身状態を改善する必要がありました。栄養科にプリンやゼリーを特注し、口もとに運ぶのですが、なかなか上手に飲み込んでもらえませんでした。

看護師たちは、何とかして石橋さんの意識を覚まし口から食物が摂れるようにしたい、そうすれば全身の栄養状態が改善し、床ずれも治るはずであると、そのことを検討するためのカンファレンス（看護方針等を打ち合わせする病棟会議）を幾度も持ちました。

丁度その頃、柳原病院で看護師の教育を担当していた私は、NHKで放映された札幌麻生脳神経外科病院の看護師たちの活動（NHKスペシャル「あなたの声が聞きたい――〝植物人間〟生還へのチャレンジ」一九九二年六月七日放映）を思い出しました。当時の医学的常識では回復不能とされていた意識障害の患者さんに対して、看護チームが一丸となって働きかけ意識を回復させたエピソードでした。なかでも、それまで看護の常識でもあった、誤嚥《ごえん》を防ぐためにベッドごと上半身を高くする方法について、「ベッドに背中がくっついたまま高くしても、これでは寝たきりの延長である」と指摘した紙屋克子看護部長(当時)のことばが印象的でした。

そこで、人間の意識は直立している時に最も覚めているという原理から、石橋さんも背中をベッドから離した座位にしてみよう、そうすれば意識レベルが回復するのではないかと提案しました。早速、看護師たちは、石橋さんの足の裏が床にきちんと着くようにベッドの高さを調節し、一人の看護師が後ろで彼の両肩を軽く支えながら脚を垂直に床に下ろして背もたれをせずに座った姿勢にしてみました。すると、半閉じだった石橋さんの両眼がぱっと開き、いつもとはまったく違ったはっきりした表情で周囲を見回したのです。翌日の朝食はこの姿勢を保ったまま勧めてみましたら、何と最初の一口を上手に飲み込むことができたのです。また、一人の看護師のアイディアで、倒れる前に何より好きだった水割りのウィスキーを少しだけ口に持っていきますと、何事もなくゴクンと飲み込み、看護師が「石橋さん、美味しかったですか」と聞くと「はあい」と、返事ができるようにはなりました。が、全身状態は一進一退のまま退院しました。

石橋さんの変化はほんの短い間だけでしたが、その病棟だけではなく病院中の看護師たちを勇気づけました。柳原病院の龍良子訪問看護師(当時)は、某神経内科でアルツハイマー型認知症と診断された服部さん(七五歳、女性)のことを思い、早速座位にしてみようと思いました。服部さんは、転んで大腿骨を骨折し骨頭置換術(折れている骨を取りのぞいて人工物でできた骨頭に置きかえる手術)をしたのですが、リハビリ中にスタッフに暴力を振るうなどして、入院自体がストレスになるということで、いったんリハビリを中止して退院した患者さんでした。退院後も食事は一切拒否して口から吐き出し、暴力を振るって家族を困らせる日々が続いていました。

そこで、龍看護師は、週三回の訪問時にこの座位姿勢を一定時間保つためには、服部さんに気持ち良い体験をしてもらう必要があると考え、娘さんに手伝ってもらって毎回足浴を試みたのです。看護師が訪問しない日には娘が母親を起こして足浴を続けました。服部さんに変化が現れたのは、五回目の訪問の時でした。龍看護師の「おはよう」という挨拶ににっこりした笑顔がかえって来ました。このような笑顔は約半年ぶりだったと言います。往診の医師への受け答えもできるようになって、訪問一一回目の時にはチョコレートを舌の上に載せて溶かして飲み込むことができ、一三回目には里芋を食べ、その後孫の話題を自分から話すようになったのです。龍看護師は、病院の看護講座の席で、「服部さんがしゃべった」と弾んだ声で報告しました。

ただ、ベッドに長い間臥床したままの状態を長く続けた結果としての「寝たきり高齢者」を減らすためにも、また、そのために起こる見当識レベルの低下を防ぐためにも、背面を開放した座位姿勢の保持が有効であることは次第に理解できても、このことを実践するためには人手が必要であるという問題も出てきました。病院の限られた人員では、一人の患者さんの食事中、誰かがずっと付き添っていることは至難です。在宅の場合には介護者の負担感を増やすことにもなりかねません。良いとわかっていることが実行できない悩みは看護師たちの心を重くしました。

そばにいて支えなくとも背中を開放したまま座る姿勢を保つような方法はないかと話し合っているうちに、ヒントを与えてくれたのは、障害を持って生まれた子どもの母親であった看護師でした。小さな息子のために父親が工夫してつくった段ボールの椅子を紹介してくれました。背中に当たる部分が三角になっていてからだが横に倒れないようになっていたのです。

この考え方を、補助器具の開発設計をしている園尾義之・大洞健史の両氏に相談し、討論を経て試作を重ねた結果生まれたのが、通称「すわろう君」という名の背面開放型座位保持補助具です。二回目までの試作品は手作りの木製でしたが、病棟や在宅で引っ張りだことなりました。認知症のお年寄りや遷延性(長期間続く)意識障害の患者さんに使ってみて表情が劇的に変化したり、そばに誰かがいなくても、座位が保たれるなどの効果が報告されました。こうして試作品の有用性は確かめられたものの、組み立てや運搬に人手を要するため、軽量化しキャスターをつけるなどの改良が重ねられて、スマートな補助器具にな

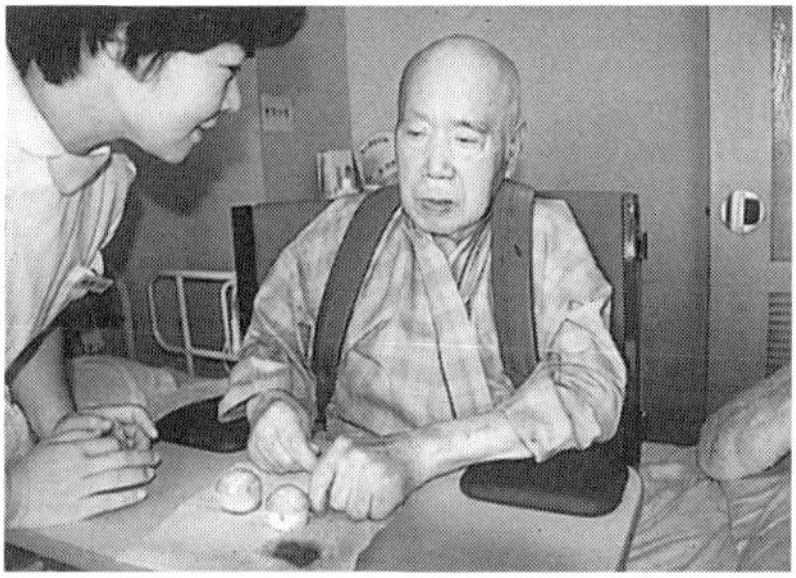

「すわろう君」の助けを借りて座位で両手を自由に使う患者さん

りました。
これにより、片麻痺で座位を保持するのが難しい方や意識レベルが低下している方でも一定時間座った姿勢を保つことができるので、「すわろう君」は看護師や介護職者らの助っ人とも言える補助具だと思います。現在では介護保険でレンタル可能なグッズともなりました。

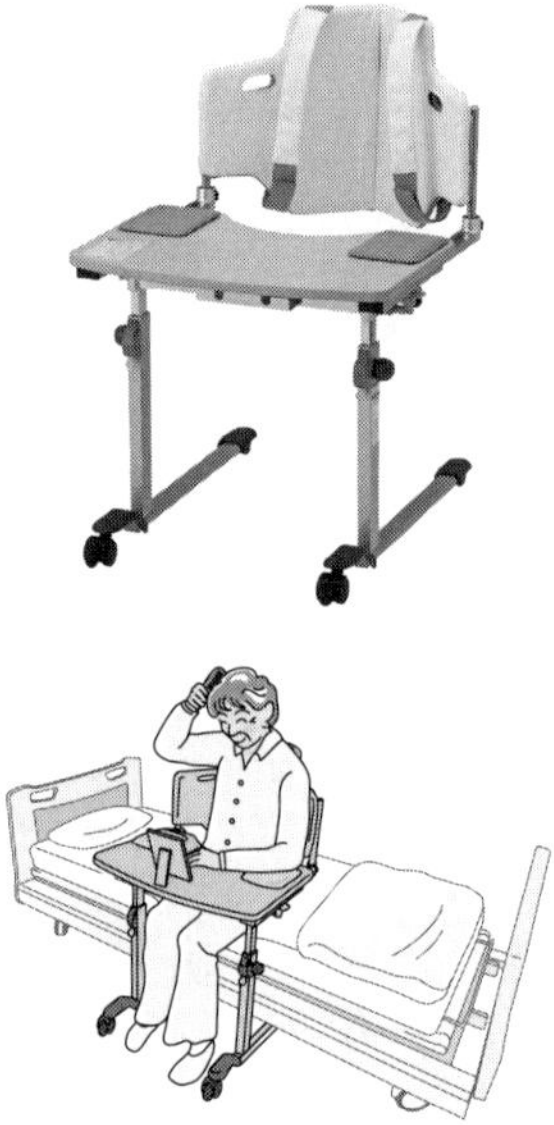

「端座位保持テーブル Sittan」
(写真提供：パラマウントベッド株式会社)

この補助具を用いて座位を保った方たちのエピソードは数えきれません。表情が変わって意志の疎通が図られるようになった、経管栄養(鼻から食道にチューブを通して栄養物を注入する方法)だったのが、口から食べられるようになった、圧迫されていた背中が開放されて床ずれがすっかり治り念願の墓参りに出かけることができた、という報告もあります。人間にとって、背もたれなしに座るということがこんなに大切であったのかと、考えさせられる生活支援機器です。

やはり、人類史に明らかなように、人間が他の動物と大きく違うのは、直立位にあったのです。直立位は、下半身の抗重力筋（姿勢を保持するために、地球の重力に対抗して緊張を余儀なくされる筋肉で、大腿四頭筋や下腿三頭筋など）が刺激を送って大脳の活性化を図り意識がしゃんとするのです。また、起きることによってベッドに寝たままの状態とまったく違った視野が開かれ、目に映るあれこれが脳に及ぼす刺激も忘れてはならないでしょう。さらに、呼吸を補う肋骨や横隔膜の動きをし易くすることもわかりました。ギランバレー症候群という難病で、人工呼吸器の力を借りて呼吸をしていた患者さんが、自分で呼吸ができるようになったという報告もあります。

＊その後、「すわろう君」と同様の背面開放型座位が実現できる製品も増えており、たとえば「端座位保持テーブル Sittan」などがあります（製品に関する問い合わせ先――パラマウントベッド株式会社お客様相談室 0120-03-3648　ホームページ http://www.paramount.co.jp）。

(2)うつぶせ寝の効用

自然の寝方への回帰

一〇〇歳でなお現役の日野原重明先生と「腹臥位《ふくがい》療法推進研究会」を発足させたのは、一九九九年のことです。腹臥位というのはうつぶせで寝る姿勢を言います。この寝方を療法としたのは、中山寿比古医師らでした。一九八〇年代に大牟田市で在宅の寝たきり高齢者に対して、彼らが始めた畳の上での水平腹臥位がそもそもの始まりでした。これを紹介した並河正晃医師は、関節の拘縮や、変形の著しい場合にはこの方法は難しいので、上半身を少し高くした腹臥位を考案しました。並河医師の腹臥位療法に対する多様で多面的な提言は、きわめて実践的であると同時に科学的根拠に基づくものでした。共同研究グループの一員であった有働尚子医師は、脳卒中の後遺症でいわゆる寝たきり症候群になって臥床している高齢者を、片端からうつぶせ寝にしたところ、心身ともに目を見張る変化があったと寄稿し、看護界に大きな刺激を与えました(『看護学雑誌』六三巻、一九九九年一一月号)。

高齢者だけではありません。病院の集中治療室で重症の呼吸不全の患者さんが、うつぶせ寝に近い状態の時に血液の酸素濃度が正常値に近くなること、つまり寝方によって体内に取り込まれる酸素量が異なることがわかりました。このことを明らかにしたのは丸川征四郎医師ですが、「うつぶせにしただけで体内の酸素量が増え、肺が健康な状態に近づいていく。しかも、うつぶせ寝には人工呼吸のような副作用がありません。……これを治療の一つとして確立できないか。そう考えて始めたのが、治療の一環として患者さんをうつぶせにする腹臥位療法です」（川島みどり・丸川征四郎『うつぶせ寝健康法』KKベストセラーズ、二〇〇五年）と述べ、その後も画期的な効果を示した例を紹介しています。

五億年前の魚類の出現以来、脊椎動物は背骨を上にして生きてきました。ヒトとサルの共通の祖先である原猿類の時代になって背骨が大地に対して斜めになりますが、背中は天に、おなかは地にという位置関係は変わりませんでした。人間は約五〇〇万年前に直立二足歩行により大地と垂直の姿勢になり、体重を支える必要がなくなった前足を手として、その手で安全な住み処をつくり、猛獣や風雨寒暑から身を守ることができるようになりました。こうして他の動物とははるかに異なる文化を創ってきたのです。寝る姿勢も、他の脊柱動物のようにうつぶせに寝る必要がなくなって仰向けの寝方が普通になりました。

ただ、四つ足から直立歩行になったことで、重い頭を一本の背柱で支えなければならず、体重を支える足や腰に負担がかかるようになっていろいろな無理が生じます。うっ血による下半身の静脈血栓症を起こしたり、ヘルニアや内臓下垂、痔などの他、足の裏にかかる重力で扁平足になるなどの人間特有の身体不具合などが生じるようになりました。何よりも、心臓に通じる太い血管は背骨の前を通っているため、仰向けで寝ると内臓の重力で背骨の前を通る太い血管を圧迫して血流が悪くなり種々の障害をもたらすことにもなります。

現在、多くの日本人は、仰向けに休むのが一般的のようです。そこで、健康によいうつぶせ寝の効用を明らかにし普及すべきだということで、前記の「腹臥位療法推進研究会」を立ち上げ、毎年一回集まって研究の成果や経験を交流しその効用を確かめているのです。寝方を変えるだけで、心身の健康が保たれるのならこんなにいいことはありません。まさに、人間にそなわっている力を発揮する方法であると言えます。

そこで、現在わかっている範囲で、その効用を述べてみましょう。

うつぶせ寝の効用

①気道を広げて呼吸を楽にする

仰向けに寝ると、息をする時の入り口であるのどの奥に舌根が落ち込んでしまって、空気の通り道を狭くしてしまうことがあります。そのため、吸った空気が通過するときの振動でいびきをかくのです。そればかりか、通路が狭まって呼吸を妨げ眠りが浅くなってぐっすり眠れた感じが得られないことにもなります。空気の入りが悪くなると血液中の酸素量が少なくなってしまうので、これを補うために赤血球の数が増え、水分が不足しているような場合には血液が濃くどろどろになってしまいます。明け方に心筋梗塞や脳梗塞を起こすのには、こうした理由もあります。

そこで、うつぶせで休むことにより舌根沈下を防ぐことができれば、気道が拡がって空気の通りが良くなり、体へ酸素を十分に送ることができるというわけです。もちろん、眠りの質も良くなるので疲れを朝まで残さず目覚めもよくなります。

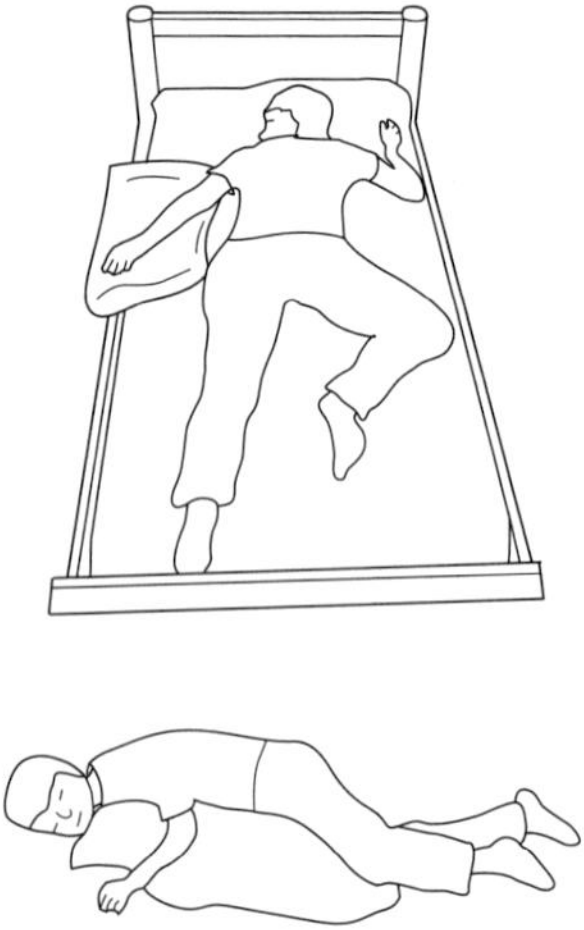

昏睡位(コーマポジション). 上図は上から, 下図は横から見た感じ.

②誤嚥の予防

口の中にたまっている唾液や逆流して来た胃液などを、誤って気管の方に飲み込んでしまうことを誤嚥といいますが、歳を重ねるにつれて、自分では意識しないのに睡眠中に誤嚥してしまうことがよくあります。誤嚥すると、食物のかすや口の中のばい菌などが気管の方に入って、気づかないうちに小さな肺炎を繰り返すことにもなります。その予防のためにも夜寝る前の歯磨きや嗽《うがい》が大切なことは言うまでもありません。また、うつぶせに寝ることによって唾液は外に流れ誤嚥を防ぐことができます。枕カバーやシーツのしみは、洗濯をすれば解決できますが、肺炎はいのち取りにもなりかねません。

③食べ過ぎ、飲み過ぎの場合

最近は、夕食の時間が遅くなって、食後から寝るまでの時間が短い場合が少なくありません。仰向けに休んだのでは、胃が背骨の方に沈んで胃にたまっている食物が腸の方に流れにくくなってしまいます。その結果、胃液が食道の方に逆流して来て気道の方に流れこむ危険があります。少し右向きのうつぶせ寝になると、胃の中身が腸の方に流れやすくなりますので、消化、吸収の働きも良くなり胃もたれが少なくなります。

うつぶせ寝の良いことはわかっても、苦しくないかという心配をされる方もあります。ところが、以前から看護学の教科書には姿勢のバリエーションの一つとして、「シムス位」という半腹臥位の姿勢が、楽な寝方として紹介されてきています。この姿勢は、意識のない患者さんが吐物などを誤嚥しないようにするための昏睡位（コーマポジション）ともいいます。

ただし、以下の場合は注意が必要です。

①乳幼児や自分で寝返りのできない方に対しては、必ず誰かがそばで見守ることのできる条件のもとでないとうつぶせ寝を行ってはなりません。

②肩や腰の痛い人、高齢で背骨が極端に曲がっている方たちに対しては決して無理に

行ってはいけません。

3　浴（水や湯に身体を浸す）と温熱の効用

（1）自然の入眠を促す足浴

東日本大震災時に避難所で入浴のできなかった被災者に対して、ボランティアの方たちが足湯をして喜ばれたという報道が聞かれました。旅人たちや仕事帰りの人の足を濯《すす》ぐことは、日本では古くからの習わしであったようです。看護学の教科書でも、身体の清潔をはかる手段として足浴が位置づけられ、入浴のできない病人への全身清拭は、最後に足浴でしめくくることになっています。

しかし、足浴の目的は、足を洗うことだけではありません。温かい湯に足を浸すことにより、苦痛を和らげたり自然の入眠を促す効用もあるのです。

バケツに約四〇度の湯を入れてゆったりした姿勢で約一五分以上足を浸します。その間、好きな音楽などを聞くのもよいでしょう。実験によると、足浴をした直後には足の温度もからだの深部体温も高くなりますが、終わって一五分くらいすると足はまだ温かいのに深部体温は下がっていることがわかりました。そして体温が下がる頃に眠くなるようです。したがって、床に就く三〇分くらい前から足浴を始めたら良いと思います。

（２）手浴の効用

ベッドにじっと休んでいるだけでも、手を洗う頻度が少ない病人の手は汗ばんだり悪臭を帯びたりすることがあります。洗面器に温湯を入れて手首から先を片方ずつ浸して、石けんをつけて滑りやすくし、指先から根元に向かって洗いながら静かにマッサージをするとよいでしょう。

手浴によって手の洗浄ができて気持ちが良いだけではなくそれ以上の効果があります。たとえば、パーキンソン病で口の重い患者さんでも、四〇度前後の湯に手を浸して洗っているうちに問わず語りに口がほどけていくことを幾度か体験しました。また、尿意を誘発するうえでも手浴が効果を奏します。

（3）便秘が和らぐ腰背部温罨法《あんぽう》

看護の技術のなかには、看護師たちが古くから経験を重ねて編み出した技術が多くあります。場所や相手の患者さんが変わっても同じような効果のある方法は、それなりに安全性も確かめられ、先輩から後輩へと伝えられて来ました。なかでも、患部を冷やして炎症を抑えたり、温めて循環を促進したり痛みを緩和したりする方法は、時代によって用いる材料なども変わって来ました。このように温熱や冷やす刺激により症状を緩和したり、気持ちよさを図る方法を「罨法《あんぽう》」と言います。一般に親しまれている発熱時の氷枕や氷嚢、湯たんぽなども罨法の一種です。このほか冷湿布や温湿布がありますが、ホットパックや市販されているパップ剤等も簡便に冷温刺激を持続させるため、打ち身や捻挫などの治療に用いられています。

ここでは、腰背部を温めて便秘を解消する方法が、きちんとした検証を経るまでの道のりを振り返りながら、その有用性を見てみましょう。

四〇年以上も前のことです。私の勤めていた病院の外科の国分アイ婦長が胃がんの手術を受けました。彼女は術後第一日目の朝のことを次のように語っています。

「一晩中、同じ姿勢で寝ていたでしょ。とても辛かったの。動いても咳をしても傷がひどく痛むのよ。その上、全神経を集中して傷をかばったせいか筋肉まで疲れちゃって……背中もひどく痛んでね。汗でシーツの下のゴムシーツも濡れ、寝間着もしわができてつらかった。そんなときにね、友人の看護師が出勤前に来てくれて、手早く体の向きを変えながら熱い蒸しタオルを背中全体に当て、バスタオルで覆ったその上から、手のひらで蒸しタオルを背中に密着させるように押さえるの。思わず「ああ！　いい気持ち」と口に出してしまいました。これこそまさに看護だ！　って。もともと口数が少ない友人だったけど、彼女の思いが熱いタオルを介して伝わってきました。私も退院したら術後の患者さんにして差し上げようと思いました。だってね、腸までグ、グ、グルグ、グルッと動い、い、い、い、くのですから」。

手術後の患者の苦痛を体験した婦長から聞いた話は、強く印象に残りました。なかでも、「腸までグルグルッと動く」と言うことばにハッとさせられました。なぜだろうという疑問とともに、ひょっとしたら手術後の全身清拭には、術後の患者さんの多くが訴えている、おなかが張ってガスがでない苦しみへの対応策が潜んでいるのではないかと思われました。当時、術後の消化器系の回復の目安として自然排ガスの有無は大きな指標になっていました。口から飲食することが可能かどうかは、これによって判断されていたのです。また、このガスが出ないことは、術後の痛みとともに患者さんの苦しみにつながっていて、腸の働きを促す注射や浣腸が指示されることも普通でした。

背中全体を熱い湯で絞ったタオルで拭くことは、日常ケアの一環として行うことができましたので、早速、前述の「東京看護学セミナー」のメンバーたちは、各自の職場でこの「腰背部温罨法」を行い、その結果を持ち寄りました。「その場でガスが出て喜ばれた」「翌朝たくさんのお通じが出た」、なかには、お通じは出なかったけれど「温かくってとても気持ちが良かったと感謝された」という患者さんの反応の報告もありました。

文献等を通じて、第四腰椎の棘突起の両側の下辺りに直腸を刺激する場所があるということがわかり、そこを中心に温熱刺激を与えることで腸の蠕動運動(消化管がその内容物を運搬するために行う収縮運動)を促すのではないかということになりました。当初、臨床現場で術後の排ガス困難な患者さんや便秘がちの高齢者らに腰背部温罨法を行った結果をもとに、その経験を学会等でも報告してきました。近年になって、看護系大学が増えて系統的な研究も行われるようになり、この方法が下剤や浣腸に代わる方法として有用であることが実証され（菱沼典子他「腰部温罨法の便秘の症状への効果」日本看護技術学会誌、九（三）、二〇一〇年）、この原理を応用して簡便に行うことのできる市販品も出るようになりました（花王「めぐりズム　蒸気の温熱シート　下着の内側面に貼るタイプ」など）。

この大きな蒸しタオルで背中を包み込むようにして温める方法は、お通じを促すためだけではなく、日本固有の入浴に近づけた清拭の方法でもあり、「熱布清拭」と名付けました。また、胸に当てた温かいタオルによる温熱刺激は、手術後に創《きず》の痛みで浅くなりがちな呼吸を深める働きに通じることなども報告されています。

4　看護音楽療法——こころとからだを開く音楽とケア

一九九五年、第一五回日本看護科学学会が開催されたときのことでした。二〇〇〇人余の参加者がサキソフォーンの演奏家野田燎氏の「鉄腕アトムのマーチ」に合わせて手拍子を鳴らし、会場が熱気に包まれました。氏は、芦屋でパーキンソン病の患者さんたちに、創造的な音楽運動療法を試みその過程を映像で紹介した後に、音楽のメロディとリズムが、人のこころとからだにどのような影響をもたらすかを、演奏を通して話したのです。

野田氏の音楽運動療法の原理は、「トランポリンの上下運動にあわせて、生の音楽を加えることによって抗重力姿勢を保持した患者の意識を覚醒し集中力を促進するもので、その結果障害部位の修復、もしくは残存部位を活性化して新たな神経回路を生み出し、認知と運動を可能にする」(野田燎・後藤幸生『脳は甦る——音楽運動療法による甦生リハビリ』大修館書店、二〇〇〇年)というものです。言葉を換えれば「音楽と運動を組み合わせて、こころと身体に働きかける療法」といえます。

この音楽運動療法の考え方に共感して、一九九六年から健和会臨床看護学研究所(医療法人財団健和会・東京都足立区)のスタッフたちは、東京の北千住の一隅で毎週一回、在宅療養中のパーキンソン病の高齢者に対してその療法を行うことにしました。パーキンソン病は、自分の意志ではコントロールできない筋肉の固縮《こしゅく》や震え、そして一歩足を踏み出そうとすると、すくんで動けなくなり、止まろうとすると突進してしまうなどの症状が特徴的で、国の特定疾患（難病のうち、厚生労働省または地方公共団体が治療研究費として医療費の自己負担分を補助している疾患）に指定された神経難病です。外に出ると危険が伴うため外出もできず、そうすると気分も滅入ってますます閉じこもりがちになってしまうことも少なくありません。高齢になって加齢により心身の働きが鈍くなりがちなうえにパーキンソン病の症状が加わると、寝たきりになって全面介護が必要になってしまいます。

そこで、症状に苦しみながら神経内科外来に通院されているパーキンソン病の方たちに、この音楽と運動を組み合わせた方法の説明をして、野田先生の指導のもとに毎週療法に参加してもらうことにしたのです。しかし、何の経済的な裏づけもなく始めましたので、交通費や謝礼等の確保のために公私の研究助成に応募し、患者さんに起きた変化を記述し続けました。三年目のまとめをした時には、それぞれの患者さんのその時々の様子が全部で三四四場面も集まっていました。患者さんの様子、看護師のアプローチ、逐語記録などを読みながら療法の評価を行ってみて、本療法の効果もさることながら、そこには看護を構成する大切な要素がいくつも組み合わされていることに気がつきました。

療法の効果

①パーキンソン病特有の症状の改善は一時的ではあっても、日常生活行動範囲の拡大と、精神・心理面での活性化をもたらす効果が見られたこと。

②音楽の持つ効果——参加している患者さんのみならず、そこにいて、メロディやリズムを共有している付き添いの家族も看護師も癒やされていること。

③心開かれて緊張の極めて少ない患者－看護師関係の総合的効果による患者のＱＯＬの向上。

④本療法の何よりの評価として受け止められるのは、参加者の出席率の高さ(平均出席率八五％)。このなかには、普通なら一五分で到着する距離を、杖歩行で一時間以上かけて通って来る人や、自宅では寝たきりなのに家族に車いすを押してもらって通う人も含まれています。

多様な看護技術の組み合わせで「看護音楽療法」と命名

この音楽演奏のもとで用いた看護技術は五〇種類にのぼりました。それらは、患者さんの状態によってさまざまに使いわけをしていましたが、たとえば、手浴、手のマッサージ、身体固縮ほぐし、トランポリン上での姿勢の保持サポート、複数の動作の組み合わせによる身体各部の協調運動の学習、リラクゼーションなどは、客観的に目で見ることのできる技術です。これに対して、共感したり積極的に傾聴したり、気持ちに寄り添うなど形にならない技術なども効果のあることが明らかになりました。これは、この療法の環境自体が、看護の究極的な目標とも言うべき「ケアリング」(人間と人間の関係性――双方向性によって成り立つ概念で、傾聴、支持、共感等により全人格を受け入れる心のありようをいう)の要素に満ちていることを示していると思われます(写真参照)。

こうして、音楽に合わせて看護師が独自の看護技術を提供するこの療法を、「患者の情感に働きかける音楽空間の中で、他動的な援助のもとで音楽に合わせた身体リズムをつくり、トランポリン上での上下動と床上歩行を基本にしながら、マッサージ、リラクセーションならびに種々のケアリングの要素を取り入れた全人的アプローチ」(川島みど

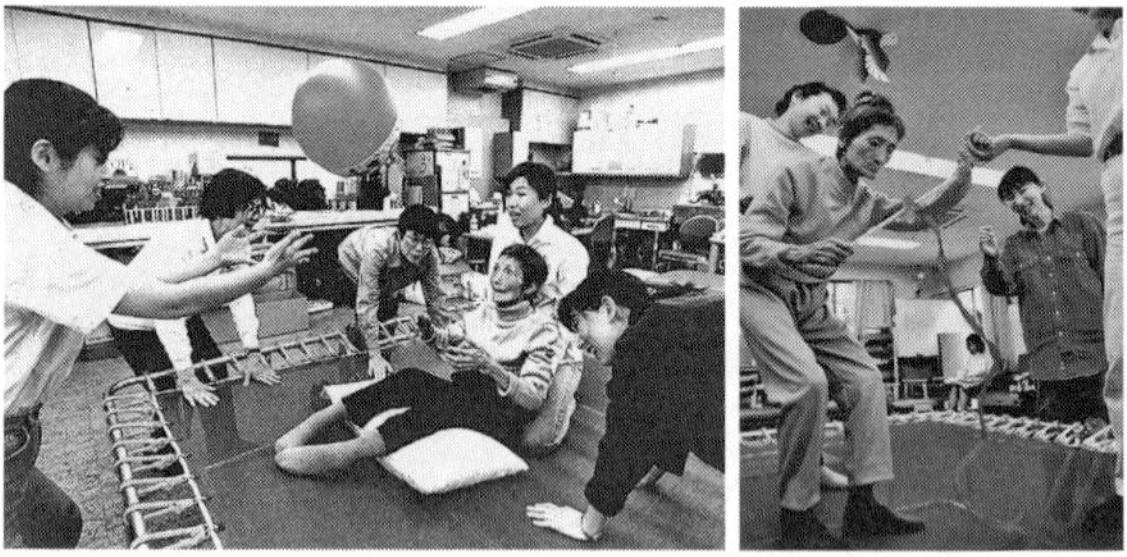

「看護音楽療法」を受けるパーキンソン病の患者さんとともに（東京都・足立区）

り「音楽運動療法から看護音楽療法へ」『看護教育』40(8)、一九九八年）とし、「看護音楽療法」と命名しました。

小さな変化

健和会臨床看護学研究所のスタッフたちが、本療法を開始してから一五年以上が経ち、患者さんの顔ぶれも随分変わりました。この間、音楽演奏下でのケアと関わる人たちとの相互交流の成果が、患者さんの目を見張るような変化になって現れたケースは多くありま す。ただ、難病であるパーキンソン病自体が治るわけではありません。患者のお一人、磯村謙吉さんが「変わりのないということが、この病気が進んでいないということなんだよね」と達観された意見を述べていましたが、まさにその通りで、あまり変化がないということは、実は病状の進行を防いでいると言えるのです。

・中西テルさん（八〇歳）の場合

「私の顔怖いでしょ。でもこれは病気のせいよ」というのが彼女の最初のご挨拶でした。確かに彼女の顔は能面のように無表情でした。でも、約一か月くらい経った頃から、次第に話題を通して変化が見え始めました。「何が嬉しいかって、自分でヘアブラシが使えて、お風呂で背中を一人で洗えるようになったこと」「トイレに行ってパンツを下ろすのも座るのもワンタッチでできるようになった。こんなこと神経内科の先生には言えないけどね」と、薄く口紅を引きイヤリングをつけた素敵な表情で話す中西さんでした。この語りを通して、QOLとはこのような日々の暮らしのなかの何気なく当たり前のことが滞りなくできることだと教えられたのです。

・東きみさん（七三歳）の場合

昔、童謡歌手であった東さんはピアノの教師をしていましたが、パーキンソン病になって衣服の着脱も不自由になり、気分も塞ぎがちな日々でした。でも、東さんにとって何よりの救いは同居していた姉夫婦の家族たちの温かな心遣いがあることでした。月に二回の看護音楽療法には必ず甥夫婦の運転する車で送迎され、トランポリン上では両腕を伸ばしてリボン運動（長いリボンのついた二本の棒を両手で持って、縦横斜めに操作したり波状にしたりする運動）をする姿も見られるようになりました。ある日、参加者やスタッフたちの勧めで療法担当のピアニストと連弾して、拍手喝采を受けた時の東さんの笑顔は忘れられません。

音楽が治療法の一つとして用いられてきた歴史はかなり昔に遡ることができます。四〇〇〇年以上前からエジプトでは、女性の受胎にまじない歌が影響を及ぼすといわれていたといいますし、抑うつの治療をはじめ種々の精神病の治療に音楽が用いられたのもかなり古くからのようです。現代では音楽療法士も誕生し、高齢者施設をはじめがんの緩和ケア病棟でも音楽による癒やしの効果が活用されています。音楽そのものが人間の身体、心理、精神面に影響を与えることはそのとおりですが、私たちの看護音楽療法は、音楽の効用に加えてトランポリン上での浮遊感を体感してもらい、前述したような種々のケアを組み合わせて実践するということでさらにその有用性を高めていると思います。

5　認知症緩和ケア――楽しい思い出記憶が手がかりに

誰でも認知症にはなりたくないと言います。でも、加速する高齢社会とともに認知症は増え続けています。物忘れがひどくなったり異常行動をしたりなど、その症状もいろいろですが、実は認知症の症状を少しでも和らげる方法があります。それは、人間の記憶のメカニズムを応用した方法です。年をとると、昔のことははっきり覚えていても、わりに近い時に起きた出来事は忘れがちです。特に、認知症になった方が、済ませたばかりの朝ご飯を食べた記憶がないのに、数十年前のことはよく覚えていることがあります。

この、昔の記憶を「長期記憶」といいます。そして、その長期記憶を構成している記憶には、①辞書的記憶、②手がかり記憶、③エピソード記憶の三つがあります。辞書的記憶というのは、「林檎は赤い」「鯨は哺乳動物」というような小学校時代に誰もが覚えるような常識的記憶です。手がかり記憶というのは、「自転車に乗れた」「編み物ができる」などからだで覚えた記憶、職人さんや技術者が仕事上身につけた技的記憶と言ってもいいでしょう。さらにエピソード記憶というのは、懐かしく語れる物語的な記憶です。認知症の緩和に用いる記憶の種類は、このなかでも手がかり記憶とエピソード記憶が有用のようです。

いずれにしても心地よい記憶(自慢話や好きな人、食物、楽しかった記憶など)に限ります。つまり、嬉しいこと楽しかったことは、幾度話しても心地よく、話す度に増幅されてもっと楽しくなるのです。毎日同じことを幾度も繰り返して話す高齢者が身近に存在する場合に思い当たることがあるでしょう。その繰り返す話のなかに、記憶を呼び戻すヒントがあるかも知れないのです。つまり、認知症は治らないと決めつけないで、そうした高齢者の日常の話に、真摯に耳を傾けて欲しいのです。

認知症と診断されていた高齢者の記憶が回復して普通の生活に戻れた例を見てみましょう。

• 自慢の息子の名前と甘いもの(神奈川県)

宮川のりさん(七五歳)が、特別養護老人ホームに入ってから五年が過ぎていました。

（一九八六年当時）。カルテには「老人性痴呆症」と、医師の診断名が書かれていました。家族の面会も遠のき寂しさも募っていたのでしょうか。八か月前から食事を拒否、「いらん」「せん」といって何もかも拒否し周囲のことに無関心になりました。入所時に四〇キロあった体重がなんと二四キロ（身長一四〇㎝）に減少していました。元々、人との交流は少ない方でしたが、次第に拒否反応が強まり三か月くらい前からは、コミュニケーションもまったくとれなくなって、輸液七〇〇ミリリットルの中に抗うつ剤も混注していました。精神科の医師もお手上げで、たまに訪れる家族も「食べてくれないし、しゃべってくれない、私たちのこともわからないみたい」。看護師は「痩せていくばかりでどうしようもない」と、それぞれが悩みつつ手をこまぬいていました。この年八月に看護師教員養成コースの研修の一環としての看護研究レポートを仕上げるために、島添久美子看護師が宮川さんのもとに足を運ぶことになりました。

島添看護師は、臨床看護の経験を活かして何とか宮川さんとのコミュニケーションを図りたい、その前に何か一口でも食べてもらいたいと、あれこれ工夫をしますが一切口に入れてもらえませんでした。そこで彼女は、長いあいだ足が遠のいていた息子（高校教師)を訪ねました。同時にホームの寮母たちの記録などから「酸っぱいものが好き」「甘い物をよく食べていた」らしいといった情報を得て、しばしば宮川さんが好きそうな食べ物を持参しましたが空振りに終わります。しかし、二週間後にデザートのブドウを二〇粒食べ、その後はブドウは拒否しませんでした。

以下は島添看護師によるその後の経過です。

二二日目：息子の妻が面会、表情変わらず食事も拒否

二三日目：息子の面会あり、今まで見せたことのない甘えた表情。息子の語りかけに対しては返事はしないがずっと息子の顔を見つめ続け、何かが彼女の中で変化している様子を感じた。

二五日目：初めて「島添さん」と名前を呼ばれ、帰りぎわに「もっといてよー」と、息子に見せたのと同じ表情をする。

二七日目：「足が痒い」「痛い」と訴え、全身清拭と寝衣交換にも積極的に協力する。

こうして、言葉数が次第に増え、四〇日目には食事量も増えて二か月後には全量摂取するようになりました。その後経過は順調で丸顔でふっくらし、一年後には体重は五〇

キロを超えてダイエットする程になり、車いすを自分で操作しながらロビーまで出ることも可能になりました。

宮川さんの場合は、「甘いもの」と「自慢の息子」が彼女の過去の楽しい思い出を呼び起こして回復に向かったようです。（事例：島添久美子「記憶再生に有効な刺激因子を送り続ける」『臨床看護研究の進歩Ⅰ』一九八九年）

その後、全国各地で、このような楽しい思い出刺激によって記憶の再生をした事例が報告されています。人生途上での楽しい思い出や印象深い思い出などは個別性が強いため、個々の事象はさまざまです。共通していることは、その出来事や人や物がその人にとって懐かしく心地よいものであるということです。患者さんはいずれも痴呆症（当時）という診断のついていた高齢者です。

• 淹れたての濃い煎茶と浅草の老舗のお饅頭（埼玉県）

佐久間勝子さん（七一歳）は右中大脳動脈領域梗塞で入院中でした。点滴チューブを引き抜いたり、ベッドから降りようとするなどして目が離せませんでした。佐久間さんの病室担当の一人であった徳田千恵子看護師は、見舞いに来た長男の妻から、佐久間さんの好物は浅草の老舗のお饅頭であることを聞き出します。そして、お饅頭を食べながら冷ました湯でゆっくりと淹れた濃いめの煎茶を飲むのが佐久間さんにとっての至福の時であったと聞きました。そこで、徳田看護師は夜勤明けの朝に佐久間さんが自宅で持っていたのとおなじような時間を作ろうと、長男の妻に頼みお饅頭といつもの煎茶を持参してもらいました。同時に佐久間さんが目に入れても痛くない二歳の孫娘の写真も持参してもらいました。こうして、忙しい夜勤の勤務を終えた徳田看護師は、心を落ち着けながらベッドの傍らでお茶を淹れました。そのお茶と大好物のお饅頭を食べながら、孫娘の写真を見る佐久間さんの顔は穏やかでした。これ以来、乱暴な言葉もなく静かな状態が続くようになりました。（事例：徳田千恵子「意識的な条件刺激を用いた看護援助により行動変容を起こした事例」『臨床看護学研究所レポート集4』一九九一年）

・他人の肩を揉む行為で喜ばれた体験（神奈川県）

八木よし江さん（七八歳）は、脳血管性精神障害で特別養護老人ホームに入所中でした。高血圧と難聴がありました。夫の死後、賄い婦や家政婦の仕事をしてきましたが、緑内障の手術後、ひがみっぽくなって人とのつきあいを嫌うようになりました。数年後、台所のガスをつけっぱなしにしたり、被害妄想がひどくなり精神病院を経由して特別養護老人ホームの認知症専用フロアに入所しました。入所してからも、丸裸で廊下を走り回ったり徘徊する様子が続きました。健康な頃の八木さんは、他人の面倒見がよく人に喜ばれることをするのが好きだったといいます。

看護学校の教師であった原洋子看護師は、当時看護師卒後研修の学生として、八木よし江さんを受け持ちました。彼女の行動変容のための刺激因子を探ろうと、まずは馴染みの関係をつくるために、譫妄《せんもう》（意識障害、幻覚や妄想など）の発症を起こしやすい夕方にあわせて訪問を続けました。しかし、最初の三週間は、何の変化もなく八木さんの徘徊や早朝覚醒が続きました。五週間目、偶然のことから八木さんにとって「他人の肩を揉む行為」が行動変容のきっかけになることが明らかになりました。過去に家政婦であった八木さんは、病人や高齢者の肩を揉み、指圧をすることで相手に喜ばれるのが生き甲斐であったようです。こうして、ホームの寮母さんたちの肩を揉んで「ありがとう、上手ね」という讃辞を得ることが笑顔につながり、八木さんは、他の高齢者との共同作業にも参加できるようになったのです。（事例：原洋子「意識条件づけによる看護援助」『日本

看護科学学会誌』9(3)、一九八九年)

この他、魚河岸の競りの声のテープと朝風呂が刺激になって見当識レベルが回復した例(神奈川県)や、女学生の絣《かすり》の着物と臙脂《えんじ》の袴姿と蔵の続く街並みの写真が刺激になって通常の会話を取り戻した例(東京都)などが報告されています。それぞれの高齢者の背景は異なっていますが、いずれも「その人固有の楽しい思い出(出来事、食物、人、風景など)を刺激因子として継続的に働きかけることにより、記憶の再生が図られて生活行動の自立が可能となる」(川島みどり「意識的な条件づけが過去の生活習慣や記憶を再生した例から」『日本看護科学学会誌』15(2)、一九八五年)仮説を臨床的に実証したものといえます。

＊

その人自身が本来持っている治る力を引き出し整える看護のメリットは、他の医療手段のように、医薬品を用いたり大がかりな装置をそろえたりすることが不要であるばかりか、その過程は苦痛がなく気持ちが良いということにつきます。副作用の心配もありません。

これまでの医療は「医術で病気を治すこと」(広辞苑)であるとされてきましたが、これからの医療は、本来その人の持っている力に働きかける「治る医療」を目ざすべきではないでしょうか。その際、最も力を発揮できるのが看護だと思います。ただし、このような看護を実践するには一定の人手と時間が必要です。効率を優先する現在の職場風土のありようを変えることもまた一つの課題です。

6　予防こそ看護の真髄

ナイチンゲールの著作のなかには、現代でも通用する論理が豊富です。彼女は、「看護とは、新鮮な空気、陽光、暖かさ、清潔さ、静かさを適切に保ち、食事を適切に選択し管理すること――こういったことの全てを患者の生命力の消耗を最小にするように整えること」と言い、このような看護を行うのは（職業としての）看護師だけではないとして、「女性は誰もが看護師なのである」と述べています（前掲『看護覚え書』）。さらに、「薬を与えることは何かをしたことであり、空気や暖かさや清潔さを与えること（看護をすること――筆者注）は何もしていないことであるという確信がなんと根強くいきわたっていることか」といい、「病気の成り行きを決定するうえにおいて、注意深い看護がきわめて重要である」と、当時の英国社会で一般に浸透した考え方への批判的反論を行っています。

そのような評価は、一五〇年を経た今日の日本でも同様であると言えます。それは、看護が医療とは違って目に見えにくいためもあって、社会的に理解されにくいばかりか、診療報酬制度のもとでも、看護そのものへの評価がほとんどされない理由にも通じています。実は、そこにこそ看護の本質的な意味があると言えるのです。例を挙げてみましょう。

(1)高齢者の肺炎予防

八〇歳の高齢者福田静さんが自宅のベッドから落ちて大腿骨頸部骨折の手術のために入院しました。早速、手術のための諸検査の段取りを患者さんとご家族に説明します。ただ、この方は、自宅でほぼ寝たきりの生活を続け、見当識レベルが低下しているばかりか耳もかなり遠くコミュニケーションが十分にとれません。誤嚥《ごえん》の心配もあって食事もほとんど経口的には摂ることができていませんでした。つまり、自分で寝返りができず、口から食事を摂ることのできない状態です。これでは術後まったく身動きのできない状態のもとでは、よほど注意しないとたちまち上気道感染から肺炎を起こす確率がきわめて高いことが予想されます。

優れた看護チームでしたら骨折の手術前・中・後の看護計画とともに、肺炎のリスクの高い患者への看護計画を立てて同時に実行するはずです。つまり、三時間ごとの体位変換、体位ドレナージ（重力によって痰が気管に集まりやすくするような体位をとらせる方法）、スクイージング（用手排痰＝両手を重ねて軽く患者の胸部におき、呼吸にあわせて軽く押して肺への空気の流入を良くしながら排痰させる方法）、そして一日四回の口腔ケアなどです。このようなケアを計画的に行った結果はどうでしょう。入院の原因となった大腿骨頸部骨折の手術は順調に終わり、このような高齢者にありがちな肺炎も起こさず、予定どおり退院の日を迎えることができるということになるでしょう。

では、骨折の手術に伴う検査や処置に追われて、上記のような肺炎のリスクを考慮しない場合はどうなるでしょうか。まず、入院という環境の変化は、それだけでも高齢者のストレスにつながって免疫力を低下させます。経口摂取のできない口腔内は感染のリスクが高く、潜在誤嚥の恐れは十分にあるうえ、とくに手術で寝返りのできないままの状態が続くと、「分泌物のたまっている呼吸音」がしたり、「発熱」したりして、恐らく、その原因究明のための検査が行われ、感染が突き止められると抗生物質などが処方されることでしょう。患者さんは手術後の症状以外の苦痛を感じるだけではなく、余分な医療処置に伴う医療費も増えることになるのです。

現在の診療報酬のしくみでは、何かことを起こせば(この場合は上気道感染)支払い要件が生まれるのです。費用のことはともかくとしても、真に優れた看護に費やされる労力や、看護の力の効用については一般にはまだ充分に理解されていないようです。

(2)予防すべき「床ずれ」

古くから「褥瘡《じょくそう》は看護の恥」という言葉があるように、「床ずれ」(褥瘡)の予防は看護の課題として今日まで続いています。長期臥床で寝返りのできない高齢者や病人の場合、自分の体重の重みで骨の突き出ている部分などの圧迫から循環障害を起こします。とくに栄養状態が悪くて電解質バランスの崩れている場合などには、たちまち皮膚の表面が赤くなって見る見るうちに表皮がはがれて潰瘍《かいよう》になり、壊死《えし》を起こしてしまったりするのです。昔から、皮膚の清潔を保ち、体位の変換を頻繁に行ったり圧迫部位を軽減させる方法などで床ずれの予防に心を砕いてきたのでした。

しかし、近年になって高齢化や病気の重症化がすすみ、どんなにケアをしても防ぎきれない床ずれがあるといわれるようになりました。とくに在宅療養をしている高齢者の場合には、栄養状態が悪くなりがちなうえ、介護の手が充分でないこともその発生要因になっています。また、床ずれ発生を予防するケアに対しての経済的評価のないことは、先の肺炎の場合とまったく共通で、できてしまった床ずれの創《きず》を保護する製剤や治療薬などが普及するようになって、予防よりも治療に目が向く傾向になっていることも事実です。

床ずれは、決して局所の病変ではなく、全身へのケアの可否（食事、排泄、清潔など）と密接に関わっていることを忘れてはならないと思います。

第五章　看護師六〇年

《優れた看護婦は何年仕事をつづけていても「私は毎日何かを学んでいます」と言うものなのです。……私は，自分の生命の最後の時まで毎日毎日努力して学びつづけることでしょう。》

1　看護師を生きる

医療統一闘争に参加して

金婚式を目前に夫が旅立ってから五年が過ぎました。看護師六一年の今日まで看護への思いを持続してこられたのは、彼の折々の私の仕事への肯定的な評価の賜物であったとつくづく思います。看護師は独身であるべきとの戦前からの根強い常識を破って、傍目には非常識な共働き生活をスタートさせ、二人の子育てを含む五〇年ものあいだ続けて来られたのは、妻のハードな仕事への理解を超えた物理的な彼の協力あってのものでした。

幼い頃から外地の開放的な空気に触れながらも、根本のところは夫唱婦随を絵に描いたような家庭で育った私です。母を見ながら、結婚するまで家事雑用のすべては妻の仕事だと思っていました。ところが夫は、「女性の可能性を家事に埋没させては駄目、雑用は手の空いている方がすればいいから。そうしないと仕事との両立は長続きしないよ」と言い、「自分の来客にはお茶を出す必要はない」とさえ言いました。最初はかなり抵抗感がありましたが、子どもが生まれてからは、不規則な勤務体制でしたのでいつしかそのようになって、私たちなりの生活様式を編み出してきたと思います。

プライベートな苦労話をすればきりがありませんし、六〇年を超える職業生活を一口に語ることは至難です。一九八〇年初頭に、道半ばの看護師三〇年の歩みを振り返って出版した著書（川島みどり他『女の自立――がんばり三人女の戦後史』勁草書房）には、個人としての私の自立と、看護師としての自立を目ざして越えた三つの山を、「結婚と子育て」「労働運動を通しての人権意識」「看護実践をよりどころにした自主的サークル活動での学習」としています。そのなかで、「忙しいすれ違い生活の中で、決して理想通りではないけれど、何時でも人間としての可能性を発展させることを目標に共同生活を営んで来ました。決して杓子定規ではなく、どろどろした日常性の中で努力して来たと思います」（同右）と述べています。

戦前の名残でもあった上下関係に加え、ほとんどが未婚者であるという職場でしたから、結婚当初は心ない同僚の言葉に傷つくこともしばしばでした。帰宅するなり「ちょっと聞いて！　どう思う？」という一方的な話に耳を傾ける相手も大変だったことでしょう。私の職場とは明らかに異なった国立研究機関に勤めていた夫の、自由な雰囲気のなかでの研究者たちの仕事ぶりを伝聞しながら、医療の職場環境がいかに閉鎖的であるかを思いました。

それ故にいっそう、看護師が真の専門職としての地歩を固めるうえで、長続きできる職場環境、たとえば、通勤や結婚を特殊なこととせず、結婚や育児を理由にリタイアしない条件を整えることが何より求められていると強く思うようになりました。その実現のためにも、のべつまくなしの残業や変則勤務体制を改める人員確保が絶対の要件であり、寮を出ても自活できる給与にすべきだと思いました。労働運動に関してはまったく無知のまま、一九五九年から六〇年にかけて全国に広がった医療統一闘争に参加したのも、そうした切実な看護師としての思いが根底にあったからです。

「看護は聖職」との根強い気持ちから、労働組合に加入すること自体恐る恐るで、生まれて初めてのストライキは自分との闘いでもありました。「一時的にでも職場を離れるなんて看護師として許されることではないのでは」と、息を詰めるような緊張と不安で足をがくがくさせながら朝の門前でスクラムを組み、「夜勤で疲れたこの足にみんなでいい聞かそう、夜明けが来る」と歌う看護師たち誰もの頰に涙が光っていたことを思い出します。

俗に「病院スト」といわれた統一闘争とはいえ、病院の事情はそれぞれ異なりますが、これを契機に看護師の全寮制が廃止され通勤や結婚も自由になりました。しかし、退職者は跡を絶たず新規採用者を上回る状態は、当時の全国の病院共通のものであったと思います。ただ、「本当の笑顔で患者に接したい」「生理休暇や産休に嫌みを言わないで欲しい」「学校で学んだ通りの看護をしたい」などの素朴な要求が顕在化して、個々の看護師たちのそれまであまり意識していなかった矛盾への自覚が促されたことは事実です。しかし、運動の未熟さに加えてこれを阻む力の強さなどから、職場は四分五裂になり感情的なしこりからぎくしゃくした人間関係を残しました。

いくら正しい行動であったと自分に言い聞かせても、あの当時、ストに参加した者への風当たりは並大抵ではありませんでした。組合員であるが故の差別的処遇を受けていた看護師たちは、〝犠牲なき献身こそ真の奉仕〟というナイチンゲールの言葉を聞き、白衣の天使という名のもとに、個人の生活を犠牲にすることこそ美徳であると自らも信じてきた看護師像から脱皮して、「もしナイチンゲールが生きていたら一人の人間として女性としての権利のために、きっと一緒に闘ったでしょう」と、この言葉を耐える力の源にしたのでした。

教室のない大学

その頃、看護師としてちょうど一〇年経っていた私は、長男の産休明けと同時に、小児病棟から耳鼻咽喉科外来に職場を移していました。ケア中心の小児病棟とは大きく違って耳鼻咽喉科外来では、すべてが診療と手術中心で、看護師は大勢の患者さんの診療を時間内に終わらせることに終始し、その合間を縫って連日手術の準備や直接介助などをはじめ、膨大な雑用に追われて、ともすると専門職としての自負や誇りを失いそうになる日々でした。

自分の立ち位置をはっきりさせるためにも、改めて「看護とは」「看護師とは」を問い直す必要を感じました。そのことは、私のためだけではなく、いくつにも分断された職場を一つにまとめる鍵になるかもしれないとも思っていたのです。良心的な看護をしようと思えば思うほど苦しまなければならない現実を見るにつけ、「よりよい看護の実践」という看護師なら誰でも共通な願いを実現するためにも、この実践の裏づけとなる「看護学」を改めて学習する必要を感じたのでした。

折しも米国の看護論などが翻訳紹介され始めましたが、看護教育の高等教育化はいまだ緒についたばかりでしたし、組織的な卒後研修の場もあまり存在していませんでした。他力本願ではなく自分たちで学習の機会を作ろうと、思いを共にする数名の看護師が集まって東京近辺の看護師たちに呼びかけました。「参加者の自由な話合いを中心にして、看護とは何か、看護学成立の中心課題は何かを、具体的経験のなかから探り出し創り出すこと」「参加者全員が主催者であるような会として運営したい」と、当時のチラシの内容にあります。こうして費用も時間も自分持ちの自主的な看護学習集団として「東京看護学セミナー」の活動が始まります。一九六五年のことでした。

毎月一回の定例会と年に一回の集中公開セミナー、そして市民と考える看護の集いなどを開催しながら、討論したり共同研究を行ってその成果を看護系の雑誌に投稿し著書にして発表して来ました。たとえ〝蟷螂《とうろう》の斧〟であっても、とりあえず続けることをモットーにしながら「教室のない大学」と位置づけました。

ここでの学習は、時々の看護の直面する課題を深めるために、書物からだけではなく現場の事象を正しく見つめ分析することと、毎日の看護師の豊富な実践事例を正しく記述し、討論の結果得た内容はすべての看護師が共有できることを目ざすように心がけました。看護師の日々は患者さんに喜ばれることばかりではなく、時には悔いを残す場面も少なくありません。そうした生の事例からの学びは、文献や書物などからは得られない貴重なものが多くありました。この考え方を二〇〇二年六月から「日本看護実践事例集積センター」に発展させ、日本全国の看護師たちの看護実践例を検討し経験知をウェブ上に公開しています(http://www.kangojirei.jp/)。(なお、このセンターは、文部科学省科学研究費補助金(二〇〇五、〇六、〇七年度)による「臨床看護実践の技術化を図る研究――実践事例の集積システムの構築と埋もれた経験知の表出から」(研究代表者、川嶋みどり)を受けて開設し、〇九年度から一一年度は、独立行政法人日本学術振興会平成二一年度科学研究費補助金(研究成果公開促進費の重点課題）を受けてデータベースを公開しています。）

また、狭い看護の枠組みのなかだけで考えるのではなく、並行して学んだ科学論や技術論、医療論などからアプローチすることも心がけました。その後、大学で教鞭をとることになって大学院のゼミや研究指導に携わるようになってからも、このセミナーで学んだことや方法論は、正規の大学にひけをとらないどころか、むしろ内容面でも優れていた面が多くあったと自負しています。

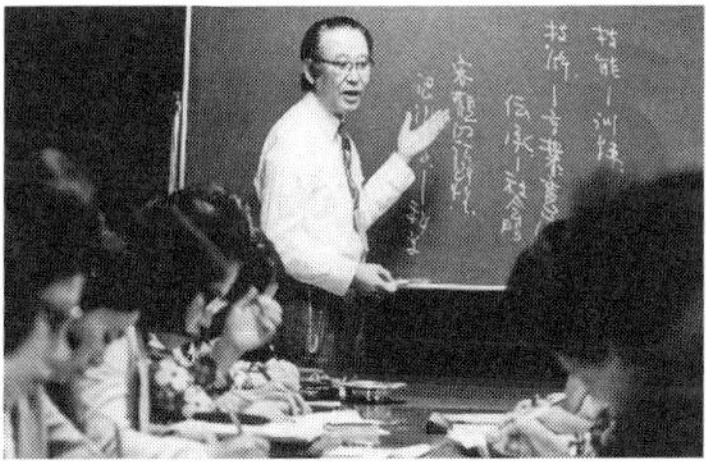
「東京看護学セミナー」で現役看護師を前に講義する武谷三男先生（東京・1965 年）

とりわけ、理論物理学者の武谷三男先生との出会いと討論は、技術論を根底にした人権や特権、安全性の考え方など多方面にわたって、私たちの思考の幅を広げ、論理に優れることの大切さを考えるうえで大きな示唆を得ました。また、地質学者井尻正二先生からは、実践を何よりも大切にする思想を根底にした科学論を学びました。先生が主宰する全国地学研究団体研究会は、個々の独創性を発揮して共同研究を行う若い研究者集団で、「創造・実践・普及」をモットーとしていましたので、専門は異なっても私たちセミナーのモデルでもありました。

お二人に共通していることは、学問の成果を専門領域以外の人々にわかりやすく伝えることを、科学者の能力の証しにしていることでした。武谷先生は「自己の専門を通じてさまざまな形で人々と接触することは、自分でも意識せずに専門領域における基本的な論理をつかむ訓練を行っているということになる。専門家がどれだけ能力を持っているかは、専門外の人に対して自己の仕事の内容のカンドコロをどれだけわかりやすく表現できるかどうかではかることもできる」といい、井尻先生は「学術雑誌の上で一人相撲をとって大見得を切る前に、その研究を大衆の前に説明して見れば、自分の実力のほどがわかり、おおいに反省させられ勉強になる」と述べています。

ところで武谷先生との出会いは一九六五年、私がまだ三〇代前半の頃でした。高度経済成長まっしぐら、国民皆保険に伴う医療需要の拡大によって病院の大型化が進み看護師不足はピークに達していたとも言えます。私自身は前述の耳鼻咽喉科外来の超多忙ななか、看護の主体性も専門性も発揮できずに悩んでいました。医療技術の進歩に追いつかない看護のヒューマンパワー不足から、看護事故が多発し、連日のように新聞紙上で報道されていました。「看護師が輸血の型を間違えた」「分娩室で赤ちゃんの取り違えが起きた」「新生児室で集団結核が発生した」等々です。医療者のモラルからも事故は決して許されないとの考え方が根強く、多くの場合個人のミスとして当事者は始末書を書き、事故の大きさによっては辞職願いを書いて職場を去るのが常でした。事故は病院の恥、外部には洩らさず極秘裏に処理をすべきである考え方が一般的でした。

『安全性の考え方』（武谷三男編、岩波新書、一九六七年）のなかで、原子力問題をはじめ社会のあらゆる状況下における安全性の論理を展開していた武谷先生を講師に招いたのは、そうした医療界での経緯があったからです。でも、私たちの問題意識はそう高くはありませんでしたし、その頃の私たちの気負いでもあった専門職意識に対して奇異を感じられたのでしょう。ある日先生から「看護師としてお医者さんに拒否できることはあるのですか」と問われ、絶句せざるを得なかったことが、ずっと私のなかで看護の専門性を問い続ける問題意識となっています。

技術論を学ぶほどに、看護が直面している困難や諸課題を根本的に解決するためには、日頃の看護師たちの豊富な看護実践を流さず記述すること、つまり、経験知を言語化して後輩に伝え得る技術にしなければならないと直観したのでした。「技術は実践概念であり、実践を内面からその実践が如何にして行われるかについてその原理につき考える必要がある」(武谷三男『弁証法の諸問題』勁草書房、一九六六年)ということを、日々の看護を行うなかで意識することにより、それまでとはまったく質の異なる実践を体験できるようになりました。

すでに故人となられましたが、安全性や許容量の概念を広め科学者の責任についても言及されていた武谷先生が、現在の福島原発事故とその後の科学者や政治家たちの発言を聞きどのような見解を示されるだろうかと思わずにいられません。

戦後の看護の歴史とともに

さて、よく、学生から「どうして六〇年もこの仕事を続けて来たのですか」と訊ねられます。「それはね、看護大好きだからこのままではいけないっていう思いが強かったから。もっともっとよくしていかなければと、毎日思ってとうとう今日まで来ちゃったの。今でも、このままでは駄目！ と思っているから、まだまだ続けるかも」と答えています。

考えてみたら、私が看護の道を選んだのは、もっと勉強をしたいという思いだけからでした。現在のソウル（韓国）で生まれたのは満州事変の年で、日中戦争の始まった年に小学校に入り、一九四五（昭和二〇）年の敗戦を迎えて引揚船に乗って帰国するまで、銀行員の父の転勤に伴って、小学校を五回転校し高等女学校を四回も転校しました。女学校時代は、学徒動員のため軍服作業などに明け暮れましたので、ほとんど勉強らしいことをせぬまま卒業しなければならず、どうしてももっと学びたい思いが強くありました。でも、六人姉弟妹の長女であった私としては、慣れない農業で苦労している両親からこれ以上の支援を求める訳にはいきませんでした。

学費がかからず資格取得ができる道があると聞いたことが、進学への思いに拍車をかけて日赤女専（日本赤十字女子専門学校、現・日本赤十字看護大学）を受験することにしたのでした。同じような理由で聖路加女専（聖路加女子専門学校、現・聖路加看護大学）を志した同級生と二人で京都行きの山陰線の途中駅から乗車して、東海道線に乗り継ぐまでは一睡もせずにデッキの上で立ったまま。いくつものトンネルをくぐり抜けながら真っ黒な顔でたどりついた東京は廃墟の街でした。一九四八年の春でした。

当時、連合軍に校舎を接収されていた聖路加女専は、日赤女専の教室で一緒に教育を受けていました。GHQは両校を占領政策の一環としての看護教育のモデルスクール(東京看護教育模範学院)として位置づけていたのです。敗戦の混沌と極度の物資不足の状態は病院も例外ではなく、乏しい医療材料を工夫して使う先輩看護師たちの様子は、GHQの支援もあって比較的整った学校の教室での実習とはかけ離れていました。学生は病院の看護師不足を補う労働力であり、授業を受けながら一人で病棟の夜勤をするなど、今では想像もつかない多くの時間を病院実習に当てられました。ひたすら学びたい一心で入った学校でしたから、少々の厳しさや不自由は私にとってはそんなに辛いものではありませんでした。規則の厳しさや住環境の悪さ(建物は近代的でも暖房のない環境はこたえました)に挫折する友人もいて、入学時四十数名いたクラスメートは卒業時には二六名になっていました。

この東京看護教育模範学院は八年間続きましたが、そこで学んだ卒業生たちの多くは、戦後の日本の看護界を支えるリーダーとして病院、学校、行政の場で長年活躍しました。四〇年後に調査したのですが、ここでの教育への評価は、両校の卒業生ともにかなり高いものでした。主に影響を受けたこととしては、「看護の基本」「責任感」「職業人としての自立」が挙がっています（桑野タイ子、川島みどり他「戦後看護教育草創期の評価をめぐって――東京看護教育模範学院の卒業生の動向調査」『看護教育』33-9、医学書院、一九九一年）。

看護大好き

卒業して最初に就職したのは小児病棟でした。無我夢中でひたむきに働いた新人看護師の頃のことは、その当時入院していた病児の名前とともに今も思い出すことができます。未熟な時代ではありましたが、子どもたちとの濃密な触れあいと印象深いエピソードから、今日に通じる看護観や研究のヒントを多く得たと思います。何よりも一人の看護師として職業継続の動機づけになったのが、看護の道へのスタート間もないこの時期に「看護大好き」という気持ちと、「人間の可能性への信頼」ということをつかんだことだったと思います。米国の留学から帰国されてすぐに、この小児病棟で臨床指導者として赴任された高橋シュン先生（当時、聖路加女専教授）との出会いも小児看護への魅力を深めました。

ライフワークにしたいと思っていた小児看護でしたが、産休をとって出勤した時に、私の氏名は小児病棟から消えていました。「親になってみて初めて本当の小児看護ができると思います」と懇願しましたが、前述のように、耳鼻咽喉科外来への配置転換を命じられたのでした。その時はかなり落ち込みましたが、持ち前の負けん気は、外来での看護の専門性を確立したい思いを駆り立て、在宅の延長である「外来看護」を確立することと、当時は皆無であった「耳鼻咽喉疾患の看護」に関する研究を行うことを目ざしながら、病院中で恐らく最も多忙で過密な看護業務を担っていたと思います。

最近は、頭頸科や口腔科、めまい外来などに分科している傾向があり、また、内視鏡の発達で私が勤務していた頃の診療風景とはかなり異なっていますが、耳鼻咽喉科といえば、誰もが思い浮かべるのは額帯鏡《がくたいきょう》を頭につけて診察する医師の姿や、のどの奥や鼻などの過敏な部位を器械や綿棒で触られる印象ではないでしょうか。

耳鼻科受診をする患者さんは、不具合な局所の診断を求めて来院しますが、看護の立場からは、局所に苦痛や不具合を感じた患者さんの生活への影響に目を向けながら、同時に、局所的な症状をもたらした生活面での要因に目を向ける必要がありました。たとえば片耳難聴がある場合は、方向感覚がうまくつかめないので、事故を防ぐ意味からの助言が必要ですし、口内炎を反復する勤労学生には、うがいやトローチの説明以上に食生活へのアドバイスが重要です。一方、喉頭異常感を訴える主婦は、ひょっとしたら、生活面で改善すべき問題が潜んでいるかも知れません。

結局、通算一三年もの長い間、耳鼻科の看護師として働いた結果得たことは、「生命を維持し人間らしい生活」(第二章参照)を行ううえでの、重要な器官のすべてを耳鼻咽喉領域で担当しているということでした。つまり、生命を維持するうえで欠かせない、酸素の取り込みとその通路(鼻・咽喉、気管)、食事を摂取し嚥下する器官(舌、咽頭、食道)、人間としての直立二足歩行を支える内耳、社会生活上欠かせないコミュニケーションに必要な発声器官と耳等です。しかも、この部分のごく早い時期の異常への適切なアドバイスによって、その後のその方の人生にさえ影響を及ぼすこと(たとえば難聴者の多くが乳児期の中耳炎に端を発していること、その時に的確な指導があれば中耳炎の再発を予防し難聴に至らないなど）を痛感し、外来での看護の重要性を知りました。

ここでの勤務の間に次男の出産もしましたので、文字通りワークライフバランスを地でゆくような日々でしたが、自分だけではなく多くの看護師たちが結婚や育児のために職を辞さない環境作りが必須でした。その最初が、病院の敷地内に託児所を創設することでした。焼け跡の廃屋を利用した粗末な部屋で保母不在のまま始めましたが、預ける母親看護師も交代で面倒を見る者も一種の悲壮感がありました。でも、次第に利用者が増えて、看護師が母になっても仕事を続けられる保障の第一歩になり、杉の子保育室と名づけました。

また、納得のゆく仕事をしながら家庭との両立を図るためには、まず、夫や子どもたちに看護に対する理解と、妻・母が看護師であるために少々の不自由な生活が当たり前という思いを持ってもらう必要がありました。この点に関しては、むしろ子どもたちの方が私以上に「看護師である母」を誇りにしてくれたことがどんなに励みになったことでしょう。一緒に過ごす時間は短くてもできるだけ濃密な会話や触れ合う時間を大切にする一方で、子どもが成長した時に共通の話題を持てるような努力もしました。

病院を退職してからは、全国のいくつかの卒後教育や研修会等に出かけるようになり、現場の常勤看護師以上に忙しい生活になりましたが、大学受験のために浪人中の長男の淹れてくれるコーヒーに至福を感じながら、臨床での体験をまとめる仕事などを並行して行う充実した日々を送っていました。まさに青天の霹靂《へきれき》とも思える事件が起きたのはそうした時でした。

成人式を終えて間もない長男進が突然この世を去ってしまったのです。大学入試を終えて発表待ちの時期の一瞬の気のゆるみからでしょうか。友人たちと別れてからの電車の事故で、深夜の警察からの知らせに動顛して毛布を抱えて駆けつけましたが、すでに遺体になって柩のなかに横たわっていました。八〇年代をぼくたちの世界にするといい、「浪人時代は僕にとって無駄ではなかった」と語る横顔に、親としての幸せを感じているさなかの即死でした。小説や物語では子に先立たれる悲痛な親の気持ちを読んだことはあっても、まさか自分の身に起きようとは思いもしませんでした。目に映る春先の花々の色はすべて無色でした。

四人で囲んでいた食卓が三人になってしまって、残された者たちも一人の息子、一人の兄の存在の大きさを噛みしめる日がかなり続きました。もう三〇年以上前のあの日以来、毎朝欠かさず遺影の前にコーヒーを供えて、いまだ二〇歳の彼に語りかけています。同じようなヘアスタイルの若者の後ろ姿をつい追い抜いて振り返る習性も、いまだに続いています。その十数年後に母を、そして五年前には夫を送りましたが、看護を受ける患者の家族になってみてつくづく思ったことは、あまりにも機械化された医療のもとで、システマティックになり過ぎて人間味を失いつつある病院の看護のありようと、在宅にシフトするとのかけ声は大きくても、実際の利用者のニーズにほど遠い在宅ケアのありようでした。

医師不足が社会問題化したことを受けて、看護師への役割拡大が求められていますが、看護師が看護に専念できる土壌と環境を整えることが、患者や家族の立場からも強く求められていると思います。

2 大震災を契機に――看護が日本の医療を変える

日本中の人々がだれしも何らかの影響を受けた、あの3・11東日本大震災でした。多くのいのちが一瞬にして奪われ、残された被災者の方たちは暮らしも仕事も住宅も財産も失いました。刻々の悲しみの質の変化に向き合っている方も多いことでしょう。原発の安全神話が崩れて故郷を後に町村ごと避難しなければならない事態も生まれました。私もまた、微力ながら小さなプロジェクトを立ち上げ、友人らとともに、被災された方々の底知れぬ嘆きや不安を他人事とせず、真摯に向き合う努力を重ねてきました。

その間、ずっと思い続けたのは、初めて被災の現場に足を踏み入れた時の衝撃と、大自然の脅威の前に及ばない人力の空しさに由来した、この大災害が問うている人間本来のありようと、医療や看護の進んで来た道のことです。沿岸部の多くの医療機関が流失したことによって生じたさまざまな事態は、あまりにも高度化しすぎた医療と、その医療に寄り添って歩いてきた現代看護のあり方への疑問と反省を促すものでした。そして、急テンポで訪れた高齢社会への対応として生まれた新たな職種である介護職との協働のあり方を問い直して、ケア提供のしくみそのものを変える必要を痛感したのです。

引退した看護師とともに始めたプロジェクトの名は、「東日本これからのケア」といいます。メンバーはそれぞれ元看護師であった強みを社会に還元したいと願っていて、仮設住宅を定期的に訪れ、ケアを媒介にした〝お隣さんづくり〟に力を注いで来ました。「なでしこ茶論《サロン》」と称するこの会は、月に二回という間遠な間隔ではありますが、手のマッサージ、爪切り、フットケアなどなど、被災された方々のからだに触れながら、コミュニケーションを密にし、住民から待たれるセッションへの努力を続けています。それらを通して次第に彼ら彼女らの口がほどけ、「お茶っこ」をしながら日常の健康や身体不調などの相談もして下さるようになりました。私たちとの関係以上に、住民の方たち相互の交流が深まりつつあるのも嬉しいことです。

ケアというのは、相互に気遣うことからスタートしますので、ケアが有用に機能するためには、相互に気遣い合うコミュニティづくりが基本であると思って始めた活動です。このようにしながら、一時的なボランティアではなく地元に根づいた地域完結型のケア拠点を創設することを最終のゴールとして、焦らずゆるやかな活動をしています。

(http://korecare.exblog.jp/)

そうしたなかで、これまでの医薬に頼った治療中心の医療ではなく、患者さん自身の治る力を引き出すアプローチ、すなわち本来の看護をフルに発揮する場が、この被災地にはあることを被災地の看護師たちと共有できました。つまり、生活習慣病をはじめとした種々の病気の予防や、健康なライフスタイルを住民とともに考え実行する土壌がこの地にはあるということです。これを実現するためには、〝ケア〟という共通語で結ばれた看護と介護が協働する必要があると思います。もし、そのシステムを構築できれば、被災地だけではなく日本全体のモデルにもなり得ると確信して活動を続けています。

おわりに　手から始まる究極のケア

死を免れる病気の種類も範囲も拡大し、医用電子工学(ME)機器の普及による医療現場が変化するなかで、最も顕著なのが、医師も看護師も患者のからだにほとんど触れなくなったことかもしれません。そのことを如実に示す年賀状が私の手元にあります。二〇一〇年に届いた関西の友人からのものです。

昨年、夜中に急に首が痛くなり動かせず、目も痛くなって、市の中央病院に行ったのですが、検査四種、薬五種、病院に滞在時間七時間、その間首のどこが痛いかの触診は指一本もなし。帰宅後、様子を見に来て下さった隣人が気休めにと貼ってくれた湿布薬で二日間で治癒。結局病名もわからず、なんでしょーね。変な年賀状でごめんなさい。

看護師の仕事に限ってみても、従来は、五感をフル稼働して、時には「おや！　変だな、いつもと違う」といった直観にも頼っていた「観察」という行為が、すっかりなくなりました。計器によるデータ収集が可能になって、そのデータを読みこなすことに力を注ぎ、データなしでは不安で足が一歩も前に進まないといった看護師も珍しい存在ではありません。呼吸が苦しいと訴える患者の苦しみをよそに、血液ガスの分析や電解質バランスの結果に関心を寄せて、サチュレーションモニター（血液中酸素濃度測定器）によるデジタルな数値を知らないと落ち着かない風潮が強まり、患者の背中をさすったり、気道の分泌物や痰を出すことを促すために温かい飲み物を供するといったことなどは、非科学的なこととして斥けてしまう傾向さえあります。

阪神・淡路大震災の時に、アンビューバッグ（小型の蘇生器）がないので人工呼吸ができなかった看護師の話を聞きましたが、東日本大震災では自動血圧計がなくて、脈拍が測れなかった看護師の話を聞きました。これらのエピソードは、医療全体がいかに機械化されてしまい、それが当然となってしまっているかを物語っていると思います。一方、被災地では、電子カルテも流され医療機器もほとんどなくなって、医師も看護師も旧来からの自分の身体ツールをフル稼働して救護や看護に当たらなければなりませんでした。寒い時期の津波で、低体温症で運ばれた高齢者を、ただ両手でさすり続けて回復させたという話や、すべてを失って意気消沈している方に対して、衣服の上から軽くマッサージをするだけで、涙を流して喜ばれた話など、数多くあります。

そこで、私は、改めて看護の原点でもある手を用いたケアの回帰を主張します。看護師に限らず人間の手の多様な働きは、直立二足歩行を獲得して以来の人間特有のものです。朝起きてから就寝するまで生活行動の多くは手を用いて行わなければ日標を達成できません。人間は一日にどれだけ多く手を用いることでしょう。ものを書いたり作ったり、整えたり、あらゆる労働、芸術の基本でもある手によって、文化を発展させてきたのです。

赤ちゃんを抱っこする手から始まって、手によって人と人とはいろいろなつながりや関係を持ってきました。「肌の触れあいは、百万言を用いるよりもどんな視聴覚の方法よりも、より効果的にお互いの心を一体化し心の連帯をつくってくれる」、「意識も定かでない重篤な病人と、何とか心を通わせたいと願うとき、知らず知らず行うことは、手を握りしめたり足を擦ったりする」こと（時実利彦『人間であること』岩波新書、一九七〇年）であることは、日頃よく経験することです。

看護師の指先が脈を数えその性状を知ることができることは前にも述べましたが、それ以外にも、皮膚表面の温度や湿度を感知し呼吸の質（空気の通り具合、分泌物の有無など）を知ることもできます。ケアの場面では、その目的によって「触れ、支え、抱き、揉む、さする、撫でる、つかむ、動かす、叩く」など、多彩な手の働きがあります。手の温度は一定でサーモスタット不要です。この手を用いて、病人や高齢者の不安や不快や苦痛を緩和し慰めたり励ましたりすることの可能性は無限だといってもよいくらいです。そっと肩に手を触れるだけでコミュニケーションの手段にもなることは、ＩＣＵなどでの意識のない状態の患者さんの反応からも知ることができます。心をこめて患者さんの手に触れるだけで多かった心拍数が減り、高い血圧が低下したという報告もあります。看護師の手を通してメッセージを受け取っているのでしょう。

出版社で編集者をしていた小川多美子さんが私に語ったことです。

「卵巣のう腫の手術を受け、病室に帰って来た時のこと。麻酔から醒めかけていたけど頭は朦朧として身体は鉛のように重たく、だるくって身の置きどころのない状態でした。そこに、足音もなく入って来た看護師さんが無言で、首すじから背中に向かって手を差し入れて、静かにマッサージをして下さったのです。その時の暖かく乾いた手の感触を忘れることができません。一〇〇の言葉よりも、一回のこの看護師さんの手の感触、心のこもった看護とはこのようなことをさしているのではないでしょうか」と。

それ以来、彼女は、手術した友人や知人のお見舞いには、小さなベビーパウダーの袋を持参し、それを両てのひらにつけて肩や足をさすって上げることにしたと話していました。

また、次は私が直接経験した患者さんのことです。肺がんの末期で入院中のその方は高齢で気難しく、看護師たちは「ケアを拒否する患者さん」と言って、用事のあるとき以外は訪室を避けていました。そのことを聞いた私は、両手を温めてよく乾かしてから様子を見にその病室を訪ねました。眉間に皺を寄せて目を閉じているその方のそばに行き、手首に触れて脈拍を見た後、掛け物の下にそっと手を入れ足先を軽く揉み、膝下のマッサージを行いました。数分経った頃でしょうか、薄目をあけてその方は私に顔を向けました。

「ご気分悪いですか？」「いやー気持ちいいですよ、しかし冷たい手であったらもっと気持ちが良いはずです。そこのポットの氷を出して手を冷やしてみて下さい」というのです。私は、すぐに手を冷たくしてまたマッサージを続けました。患者さんは満足されて「ありがとう。とても足が楽になりました」と、少し笑顔を浮かべて「疲れませんでしたか」と、ねぎらいの言葉さえ聞かれました。

ケアを拒否するどころか、自分に合ったケアを提案されたことに私も感動していました。そして、温かく乾いた手でマッサージをするという常識も、かならずしも一般的ではないことを教えられたのでした。まさに病室は看護の教室、患者さんは最高の看護の教師であることを物語っています。

世界中の赤ちゃんからお年寄りまで、あらゆる年代の人たちの「肌が飢えている」(スキンハンガー)といわれています。看護師の身体ツールである手を用いるケアの実践例を豊富にし、その効用を再認識することの意味は、合理性と経済性追求に走りがちな医療を、人間性尊重の医療に変えてゆく契機にもなります。高度医療はますます機械化の一途をたどるにしても、看護はその原点である手を用いたケアを回帰させ、その有用性を看護の価値につなげるために行った共同研究、(「治療的介入方法としての看護師の〝手〟の有用性――統合医療における手当学の構築」平成二一～二三年度科学研究費補助金(研究代表者、川嶋みどり))の成果を、臨床や教育の場で活かしていただきたいと思います。

現代の華やかな高度医療からみれば、その人の持つ自然の回復過程――治る力を引き出し整えるケアは、一見遅れているように見えるかも知れませんが、これこそまさに人間が人間に働きかけるという意味から究極のケアといえましょう。相手の思いに寄り添いながら直接触れる看護師の手の有用性を発揮することを通じて、医療のありようを変えることにも近づけるのではないでしょうか。

あとがきに代えて

本書創刊時に論議されていた、医行為の一部を看護師に負わせようとの動きは、賛否を分けたまま進行し、国は「特定行為に係る看護師の研修制度」を創設しました(二〇一五年)。研修目的は、在宅医療を支える看護師育成のためといいます。しかし、看護には、人びとの病気の予防や苦痛の緩和等に対する独自のアプローチがあり、それが高度医療のもとでは極めて発揮しにくくなっているのです。そこで本書では、看護本来の意味と可能性に焦点化して述べることにしました。とはいえ、現行の保健師助産師看護師法には看護業務として診療の補助行為が明記されています。この面の仕事に関する看護的見解については、別の機会に譲りたいと思います。

本書執筆に当たっては、岩波書店新書編集部の上田麻里さんの親身なお力添えと節目ごとの励ましメールが、一般書の執筆に不慣れな私にとってはとても嬉しく、心から感謝いたします。

(二〇一六年一月追記)

川嶋みどり

1931年，京城（現・ソウル）生まれ．

1951年，日本赤十字女子専門学校卒業後，日本赤十字社中央病院に勤務．その後，中野総合病院看護婦教育顧問等を経て，82年より健和会臨床看護学研究所所長，2003年より11年まで，日本赤十字看護大学教授（06-10年看護学部長）．現在は，同大学名誉教授・「東京看護学セミナー」世話人代表．1995年第4回若月賞，2007年第41回ナイチンゲール記章受賞．

主な著書―『チーム医療と看護――専門性と主体性への問い』『看護を語ることの意味――“ナラティブ”に生きて』（看護の科学社），『キラリ看護』（医学書院），『看護の危機と未来――今，考えなければならない大切なこと』（ライフサポート社）ほか多数．

看護の力　　岩波新書（新赤版）1391

2012年10月19日　第1刷発行
2020年2月14日　第10刷発行

著　者　川嶋《かわしま》みどり

発行者　岡本　厚

発行所　株式会社　岩波書店
〒101-8002 東京都千代田区一ツ橋2-5-5
案内 03-5210-4000　営業部 03-5210-4111
https://www.iwanami.co.jp/

新書編集部 03-5210-4054
http://www.iwanamishinsho.com/

印刷・理想社　カバー・半七印刷　製本・中永製本

ISBN 978-4-00-431391-5　　Printed in Japan

岩波新書新赤版一〇〇〇点に際して

ひとつの時代が終わったと言われて久しい。だが、その先にいかなる時代を展望するのか、私たちはその輪郭すら描きえていない。二〇世紀から持ち越した課題の多くは、未だ解決の緒を見つけることのできないままであり、二一世紀が新たに招きよせた問題も少なくない。グローバル資本主義の浸透、憎悪の連鎖、暴力の応酬――世界は混沌として深い不安の只中にある。

現代社会においては変化が常態となり、速さと新しさに絶対的な価値が与えられた。消費社会の深化と情報技術の革命は、種々の境界を無くし、人々の生活やコミュニケーションの様式を根底から変容させてきた。ライフスタイルは多様化し、一面では個人の生き方をそれぞれが選びとる時代が始まっている。同時に、新たな格差が生まれ、様々な次元での亀裂や分断が深まっている。社会や歴史に対する意識が揺らぎ、普遍的な理念に対する根本的な懐疑や、現実を変えることへの無力感がひそかに根を張りつつある。そして生きることに誰もが困難を覚える時代が到来している。

しかし、日常生活のそれぞれの場で、自由と民主主義を獲得し実践することを通じて、私たち自身がそうした閉塞を乗り超え、希望の時代の幕開けを告げてゆくことは不可能ではあるまい。そのために、いま求められていること――それは、個と個の間で開かれた対話を積み重ねながら、人間らしく生きることの条件について一人ひとりが粘り強く思考することではないか。その営みの糧となるものが、教養に外ならないと私たちは考える。歴史とは何か、よく生きるとはいかなることか、世界そして人間はどこへ向かうべきなのか――こうした根源的な問いとの格闘が、文化と知の厚みを作り出し、個人と社会を支える基盤としての教養となった。まさにそのような教養への道案内こそ、岩波新書が創刊以来、追求してきたことである。

岩波新書は、日中戦争下の一九三八年一一月に赤版として創刊された。創刊の辞は、道義の精神に則らない日本の行動を憂慮し、批判的精神と良心的行動の欠如を戒めつつ、現代人の現代的教養を刊行の目的とする、と謳っている。以後、青版、黄版、新赤版と装いを改めながら、合計二五〇〇点余りを世に問うてきた。そして、いままた新赤版が一〇〇〇点を迎えたのを機に、人間の理性と良心への信頼を再確認し、それに裏打ちされた文化を培っていく決意を込めて、新しい装丁のもとに再出発したいと思う。一冊一冊から吹き出す新風が一人でも多くの読者の許に届くこと、そして希望ある時代への想像力を豊かにかき立てることを切に願う。

（二〇〇六年四月）